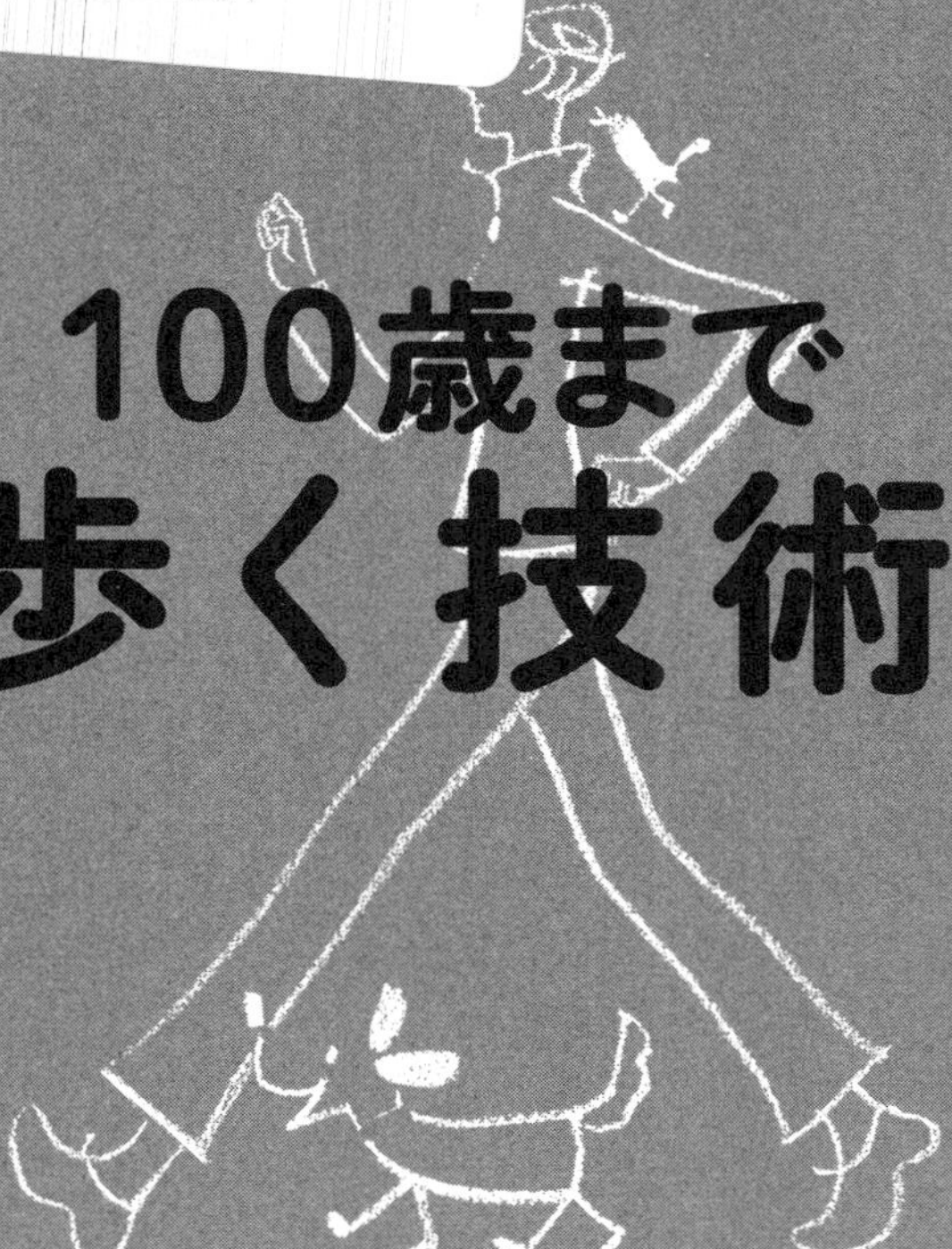

100歳まで 歩く技術

二見レインボー文庫

はじめに

人は誰でも歩き方に多少のクセはあるものです。

それは、長い人生をすごすあいだに培った性格やわずらった病気、ケガ、からだの弱い部分をかばいながら歩くうちに形成された、いわば人生の履歴書のようなものです。

肩で風を切って歩いてきたビジネスマンや、高いヒールでカツカツと歩いてきたキャリアウーマン、子どもを左手ばかりで抱っこして育ててきたお母さん、前屈みになって畑仕事を続けてきたおばあちゃん……胸を反らせて歩く人も、視線を落として歩く人も、みなさん、自分らしく生きてきたのだと思います。

でも、そのクセが、からだのどこかにゆがみや痛みを引き起こします。長いつき合いのそのクセを、あなたはとっくに引き受けているのかもしれませんが、人間のからだは加齢とともに衰えていくものです。

これから先もその痛みや弱りを放っておいて、これまでと同じようにつき合っていけるものなのでしょうか。


この本を手にとったあなたは、いままで歩いてきた一本道から、ふたたまたに差しかかったところにいるようなものです。

右に進めば、その痛みから解放され、これからも長く歩き続けられます。

左を選べば、その痛みは今後ますます悪化し、徐々に元気に歩くことから遠ざかっていくかもしれません。

さて、あなたはどちらの道を選びますか？

右の道を選ばれたあなたに、もうひとつ欲張りな提案をしましょう。

私は、女性も男性も、最後まで美しくいたいと願っているのではないか、と思っています。

40歳をすぎれば、だんだん皮下脂肪も増え、体型は変わっていくものです。多くの人はその変化を否定し、20代の頃の美しさに戻りたいと願い、やがて失望してあきらめてしまいます。

でも、時を元に戻すことはできませんが、「その年齢なりの美しさ」を身につけていくことで、おそらく人は、ずっと「美しい人」でいられるのだと思います。

歩くという日々の行為を通して、美しい姿勢やしなやかな身のこなしを身につけて、人生の最後までスッと立ち続けていただきたい――そんな願いをこめて、本書をみなさんにお届けしたいと思います。

本書の使い方

　この本は、日頃運動する機会のない方や、病後、高齢者の方でもムリなく歩きはじめ、長く歩き続けていただけるように工夫してあります。

　まずは、ウォーキング専門店にやってきて、自分にピッタリのメニューを買い物カゴに入れていくようなイメージで、全体を読んでみてください。

　どなたにも共通してお買いあげいただくのは、「基本の歩き方」と「ウォームアップ」「アフターケア」「ストレッチメニュー」です。これに、いまのあなたに必要なスペシャルメニューを買い足していってください。

1階……歩くための準備をするフロア

○あなたのからだの状態を把握して、どのレベルの歩きが可能かを知る

↓ Aタイプ Bタイプ Cタイプ

○あなたのからだのゆがみや弱点を知り、ムリなく歩けるように、弱点をカバーするエクササイズをはじめる↓ 症状別トレーニングメニュー

2階……正しい歩きを身につけるフロア

○基本の歩き方を学ぶ

○あなたの歩き方のクセを知り、正しい意識の持ち方を身につけながら、弱点をカバーするエクササイズを行なう

↓ クセ歩きカウンセリング

○ウォーミングアップとクールダウンを学ぶ

3階……自分らしい歩きを見つけるフロア

○A、B、Cのレベル別に具体的なウォーキング法を学ぶ
↓目的別ウォーキングレシピ
○ストレッチでからだをケアする

さて、あなたの買い物カゴの中身は？

例

●あなたのレベルは……Bタイプ
●症状別トレーニングメニュー
……「エンヤトット」「座ろうかなスクワット」
●クセ歩きカウンセリング……「O脚」
●目的別ウォーキングレシピ
……「スリムなボディ」＋「ストレス解消」

この買い物カゴに入ったお買いあげメニューで歩きはじめましょう。

そして、ときどき「いまの自分」を見直してください。痛みを感じる部分が変わっていたり、いままでのメニューでは物足りなくなったら、もう一度、あなたに必要なものを買い足していきましょう。

「症状別トレーニングメニュー」は、その症状がない方でも行なっていただけます。からだの各部分の筋肉をきたえるために、その日の体調や気分に応じてとり入れていってください。

ただし、筋トレは週に1～3回程度で十分です。休みをとらないで続けると、筋肉が回復する余裕がなく、結果的に痛みを引き起こしたりします。

ストレッチは毎日行なうほうがいいでしょう。

CONTENTS

第1章

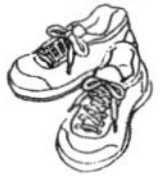

中高年からのウォーキング

第2章

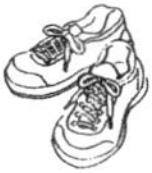

「歩けるからだづくり」からはじめよう

ステップ3 あなたに必要なトレーニングメニューはこれ！

第3章

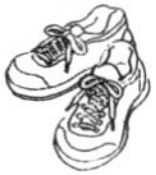

さあ、歩いてみよう

第4章 目的別ウォーキングレシピ

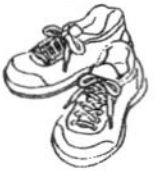

第5章 毎日のストレッチメニュー

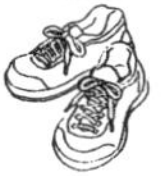

イラスト――サイトウマサミツ
デザイン――ヤマシタツトム
編集構成協力――山田恵子

第1章

中高年からのウォーキング

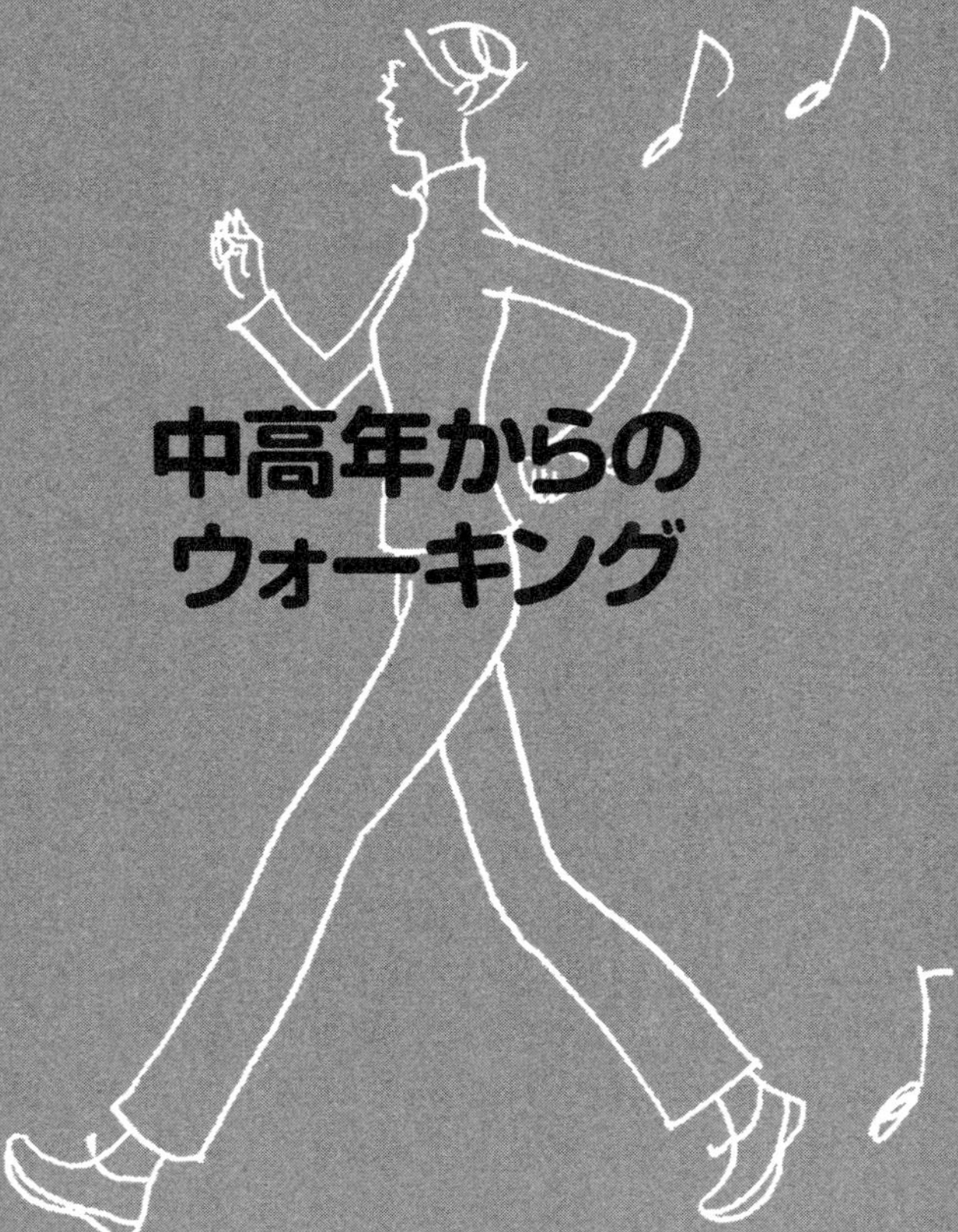

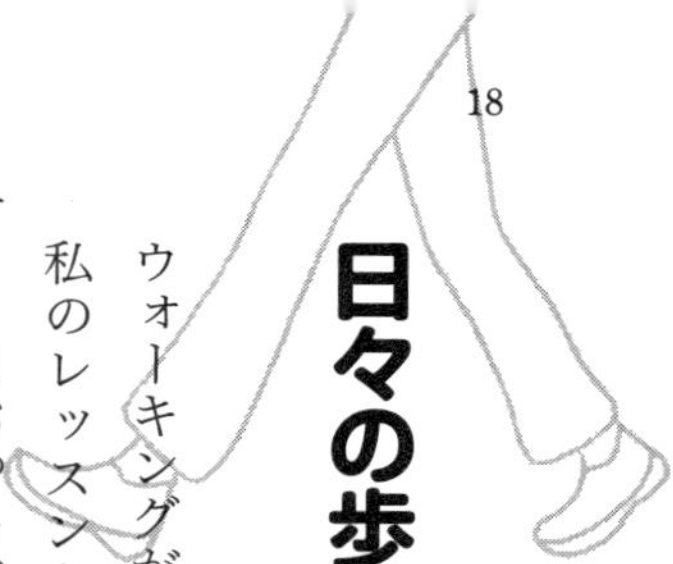

日々の歩きを大切にしよう

ウォーキングが流行っています。

私のレッスンを受けに来られる方にも、「センセ、私、頑張って歩いてます！」とおっしゃる方が結構おられます。みなさん、ちゃんと服装から整えて、やる気満々。

そういう方を見ると、私はつい、「そんなに最初から頑張っちゃって大丈夫かな？」と心配になります。

頑張らないとできないことをずっと続けていくのは難しいからです。

どの年代の方でもまずはふだんの歩きをもっと大切にするべきだ――というのが、私の基本的な考え方です。

歩きの質をあげていくうちに、いつの間にか「運動」と呼べるレベルにまで到達できていた、というのが理想だと思っています。

私たち健康運動指導士のあいだでも、これまでの「健康のために何か特別な運動（＝エクササイズ）をしなければならない」という認識から、「ふだんの身体的活動（＝フィジカル・アクティビティ）の量を増やすことで生活習慣病を予防し、健康を維持していく」ことへと、意識の変革が進みつつあります。

週に1回ジムに行ってハードな運動をし、残りの時間は相変わらずのんべんだらりんとしているよりも、日常生活をきびきびと過ごし、階段はエスカレーターを使わない、移動手段として車に頼りすぎない、つまりよく歩く――そういう人のほうが、結果的には運動量が高いということです。

意識しないとできないことは続けにくいものですが、無意識でのことなら、ずっと続けられます。最初は意識しなければできなくても、「習慣」にしてしまえば、あとはこっちのものです。

「運動しなくちゃ」と構えず、いま歩いている、その歩きの質をあげていくことのほうが、ずっと現実的で長続きします。

本書と他のウォーキング本との最も大きな違いは、「あまり形は気にしない」ということかもしれません。

見栄えのいい服装や歩き方にこだわりすぎたり、最初から「1万歩歩く」を目標にしてしまうから、ひざを痛めたり、三日坊主になってしまうのです。

たとえ最初は1000歩からはじまったとしても、いつの間にか1万歩歩いていたなら、素晴らしいではありませんか。

そしてもちろん、最終的な目標は、「あなたの人生の最後までその足で歩いていてもらうこと」です。

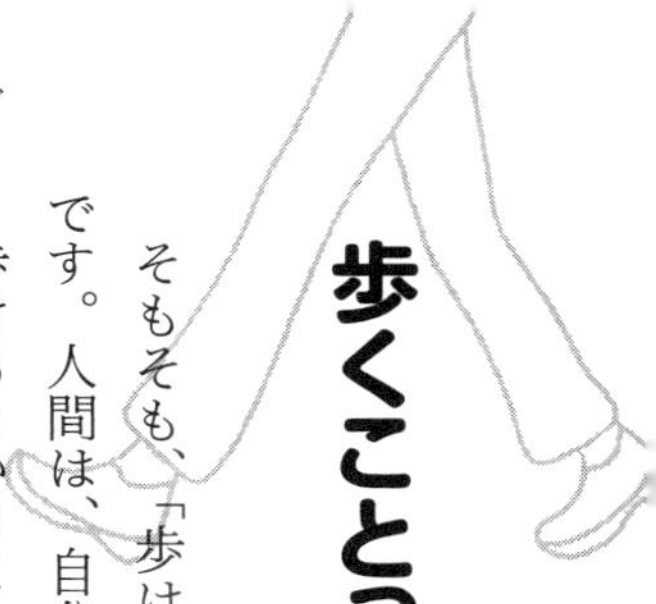

歩くことって素晴らしい！

そもそも、「歩ける」ということ自体が、じつはとても素晴らしいことなのです。人間は、自分の足で歩くことで自立を保っているのですから。

歩けるということが、いかに生活の質（ＱＯＬ）を高め、プライバシーを保障してくれていることか……。そのことに、歩くのが困難になってから気づく人が少なくありません。

自分はまだまだ大丈夫と思っているかもしれませんが、若い人たちでさえ、案外しっかりと歩けていない人が多いのです。

腰が痛い、ひざが痛い、電車で立っているのがかったるくてすぐにしゃがんでしまう。電車の座席が空いていれば迷わず座る……そんな若者の体力の衰えを見るにつけ、暗澹《あんたん》たる気持ちになります。

人間の筋肉は、20歳を100%とすると、何もしなければ1年に1%ずつ衰えていきます。

たった1%と思うかもしれませんが、20年後、つまり40歳の時点で、20%も筋力が落ちていることになります。60歳なら40%ダウン。80歳には、20歳の頃の4割の筋肉で生きていることになるわけです。

だからこそ、自分の足で問題なく歩けるいまのうちに、できるだけ早く、日常の歩きをレベルアップしていってほしいのです。

正しいウォーキングを行なえば、心肺機能を高めて持久力をつけ、血液中の糖や脂肪をエネルギー源として使い、結果として体脂肪や内臓脂肪を減らす、筋肉量を維持する、免疫力を高めるなど、有酸素運動特有のすぐれた効果が得られます。

知らないうちに血圧や血糖値がさがっていたり、体型がスッキリして、からだを動かすことがおっくうでなくなってきたり……。きちんと歩けば、特別なエクササイズをしなくても、よい効果はかならず現れます。長く続けていれば、生活習慣病や転倒の予防、ひいては寝たきりになるのを予防することにもなるのです。

歩くことに自信があれば、いくつになっても、家のなかに引きこもることなく、おいしいものを食べに行ったり、好きなところへ旅行に行ったりして、人生を楽しむこともできます。

とにかく、まずは歩きはじめましょう。

それがどれほど素晴らしいことか、気づく日がきっと来るはずです。

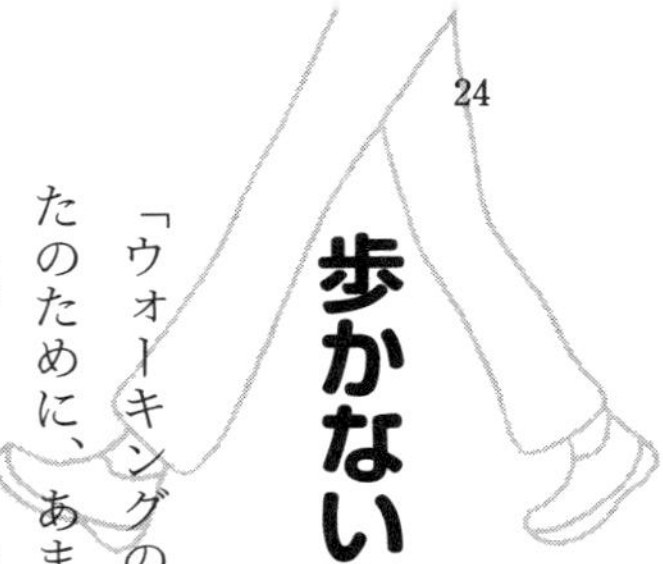

歩かないとこんなことに……

「ウォーキングの効能はわかったけど、続けられるか自信がない」というあなたのために、あまり歩いていないとどうなるか、ということを考えてみましょうか。ちょっと怖い人生のシミュレーションです。

畑仕事をしたり、手で洗濯をしたり、しゃがんで排泄をしたりしなくなった現代は、生活のなかで筋肉をしっかり使う場が圧倒的に不足しています。そのなかで、「歩く」というのは意識して増やすことのできる最も身近な運動といえます。

この歩きの量が不足すると、脚力だけでなく、全身の筋力や持久力がダウンしてしまいます。

その一方で、美食やお酒をたのしんでいれば、おのずと肥満体型となって、動くことがおっくうになり、すぐ近くのコンビニに行くのも車……というように、ますます歩くことから遠ざかっていきます。

このままでは、生活習慣病への道をまっしぐらなのは、火を見るより明らかですね。

だからこそ、しっかり筋肉を使って歩いていただきたいのです。

だらだら歩いているだけだと、使われない筋肉がいっぱいあります。たとえば、足を引きあげる、体幹部やももの筋肉群などです。これらの筋力が低下すると、足があがらなくなってすり足になったり、なかなか前に進めなくなってしまいます。

歩くことに自信のないまま高齢期に突入すると、深刻な問題になるのが「閉じこもり」です。みんなについていけないし、疲れちゃうし……などと、出かけること自体が面倒になってきます。

また、転倒を心配して、家を出られなくなることもあります。こうなると、体力の問題だけでなく、メンタルな問題でもあり、相乗効果でますます外に出て行けなくなっていきます。

そのずっと先にあるのは、寝たきりの人生です。病気や事故というやむを得ない事情からではなく、単に自分の「不活動で消極的な生活態度」が原因だったとしたら……悔やんでも悔やみきれないのではないでしょうか？

運動する意味って何でしょう？

結局は、「元気でいたい」「死ぬまで動けるからだでいたい」ということではないでしょうか。

自分の心とからだの自由の鍵は、自分自身が握っているのですから。

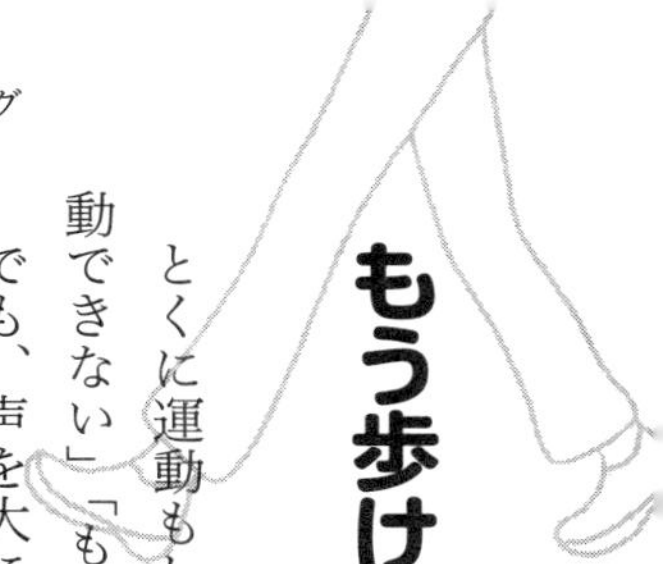

もう歩けないとあきらめていませんか?

とくに運動もしないままある程度の年齢を迎えてしまうと、「自分はもう運動できない」「もう歩けない」とあきらめてしまう人が多いものです。

でも、声を大にしていいますが、そんなことは絶対にありません!

要は「はじめ方」の問題です。先にも書いたように、いきなり頑張ってしまうから、からだを壊してしまって続かないのです。

運動のしはじめに大切なのは、軽いストレッチや筋肉を動かすエクササイズを行なって、神経を目覚めさせてあげること。

神経がさびついている状態ではこわばってうまく動かせなかった部分も、神経が目覚めてくると、次にやるときには、同じ動きでも驚くほどスムーズにできてしまうものなのです。

眠っている神経は、80歳になっても、90歳になっても、それなりに目覚めてくれます。

運動というと、筋肉を強く太くすることをイメージしがちですが、からだをいろいろな具合にスムーズに動かせる（操れる）ようになることだって、運動の立派な目的です。

スムーズに歩けるようになったら、日常のもたもたしていた動作が前より軽々できるようになった——それが、どれほどの喜びをあなたに与えてくれることでしょう。

こうした向上感は、運動のしはじめにはかならず、それも比較的容易に得られるものです。

まずは、この喜びから入ってほしいのです。

すぐそこのコンビニに行くのにも車に乗っていた人が、1日10分歩くのが楽になる、息切れしなくなる——そうなったら、自分に自信が生まれます。

そうしたら、別の目標を立ててみましょう。

たとえば、歩くスピードをアップしてみるとか、もう少し遠くまで歩いてみる、というように。

それもできたら、筋トレメニューを加えてみるなど、そんなふうにして、ひとつずつステップを踏みながら、「おや、こんなこともできるようになった！」という新しい自分を発見することが、大きな楽しみになってくるはずです。

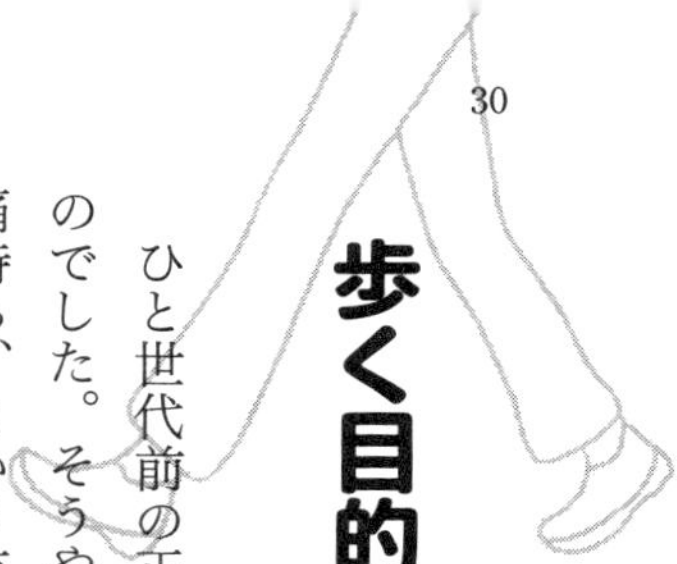

歩く目的を見つけよう

ひと世代前の正しい歩き方の常識は、「胸を張った大またの早足」というものでした。そうやってムリなウォーキングを続けた挙句、30年来の反り腰・腰痛持ち、という方が結構いらっしゃいます。

「じつは、その姿勢こそが腰痛を引き起こしているので、まず歩幅を狭めてください」などとアドバイスすると、みなさん「えっ!?」と驚かれます。

ウォーキングは、健康になるためのひとつの方法論です。

しかし、一人ひとり体力も違えば、どんな目標を持って歩きたいのかも違うわけで、方法論だけ身につけてやみくもに歩いたところで、決して満足のいく歩きはできないと思うのです。

ウォーキングというと、とかく歩数とか速さを目標にしがちです。最初から、

1万歩歩くと「目標」を決めて、万歩計をぶらさげてウォーキングをはじめる人はとても多いのですが、それはどんな「目的」のためにやっているのでしょうか？

たしかに、歩数や速度などの数値目標を持つということは、とても大事です。目標には「クリアする喜び」があるので、継続するための力になります。

問題は、目標の「立て方」と、その目標数値をどんな「目的」のために設定したのか、ということ。「目標」なら「1万歩歩こう」でいいのですが、その先の「目的」は何でしょうか？

生活習慣病の予防？

いまより健康になりたい？

四国巡礼・お遍路さんの旅、完全制覇？

それとも、死ぬまで歩きたいから？

そこのところさえハッキリしていれば、アプローチの仕方が明確になります。

お遍路さんに挑戦したいなら、「秩父三十四カ所札所めぐり」を中間的な

「目標」に設定して、最終的には「四国八十八カ所」を目指す、というのもいいでしょう。もっと身近に、ご主人と散歩を楽しみたいとか、イヌを飼いたいでも、もちろんいいのです。

そういう「目的」を設定したら、それを達成するために、まずは家のまわりをムリなく歩けるようにしよう、駅まで10分かかっていたのを9分にしよう——というように、目的に寄り添った具体的な目標数値がおのずと導き出されるでしょう。

自分の個性と価値観に合わせた「目的」を探すことは、自分自身と向き合うことでもあると思うのです。

第2章

「歩けるからだづくり」からはじめよう

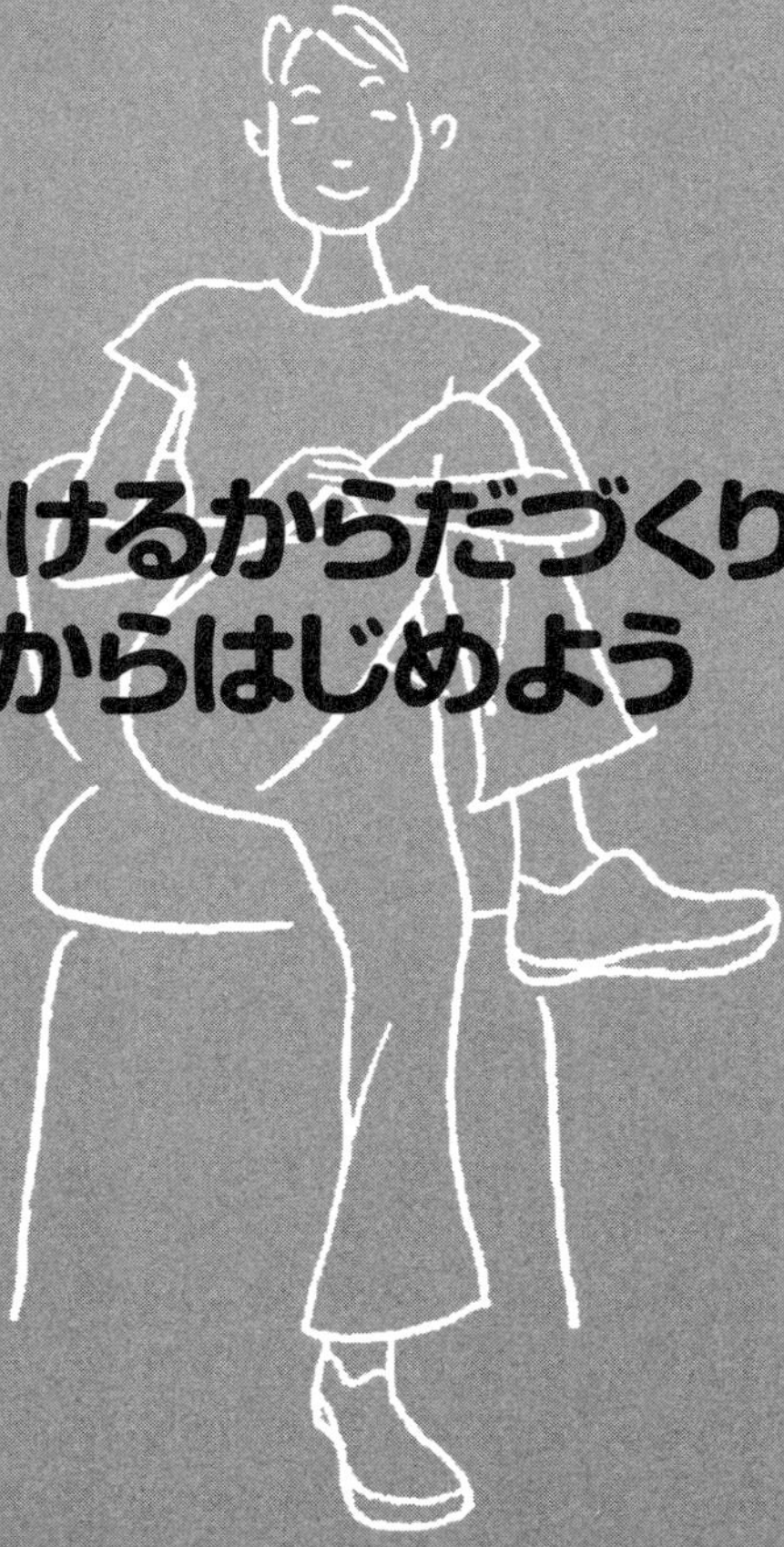

ステップ 1

自分のいまのからだと向き合ってみる

あなたに必要な「歩きの処方箋」

歩くという行為を、あなたのこれからの人生に上手に組みこんでいくためには、まず自分のからだと向き合ってみる必要があります。それをしないまま歩きはじめると、あとでとんでもないことになる場合もあるのです。たとえば、こんなふうに……。

高血圧で糖尿病を持つ70代の女性が、主治医から「歩くといい」といわれて、毎日1万歩、歩きはじめました。3カ月ほどでひざが痛くなり、整形外科に行くと「ひざに水が溜まっているから歩くな」といわれ、翌月、主治医から「血糖値があがっている。歩かなくちゃダメじゃないか」と怒られた……。

これは、自分の現在のからだと向き合わずに歩きはじめてしまったことによる、典型的な失敗例です。

ウォーキングだけでなく、健康のために行なう運動というものはすべからく、風邪をひいたときに病院に行って薬を処方してもらうように、体力、骨格のゆがみ、生活習慣病の有無など、いまのからだの状態を把握したうえで目標を設定し、注意すべき点に配慮しなければなりません。

たとえば、心筋梗塞を患ったことがあるのなら、運動をしていいかどうか医師に確認すべきです。また、ひと口に「ひざに痛みがある」といっても、歩いて改善する場合と、悪化する場合があります。

どこかに不安があるなら、ぜひ、医師の診断という「メディカル・フィルター」にかけてください。そして医師の指示に従う、それが第一のアクションです（38〜39ページの「医学的なチェック」参照）。

第二に、医師からの条件つきでOKが出たという人も、医師に相談するほどの心配事がない人も、できるだけ客観的に自分のコンディションを確認して

（40ページの「体力的なチェック」参照）、あなたがいまできるウォーキングレベルを見極めましょう。

自分自身とキャッチボールを

私たち健康運動指導士が指導する場合、まず最初に「1日に何歩くらい歩いていますか？」「1日何分くらい速歩きをしますか？」といった基本的なことを、かならず聞きます。

また、しゃがんで立ってもらったり、「つまずいて転ぶことはありませんか？」など、その人のからだの状態を確認して、歩きを阻害する要因を探り、そこにアプローチして、スムーズに歩ける土台づくりをしていきます。

脚力が衰えている、歩き方にクセがあってどこかに痛みが生じているなど、人によって弱点は違います。

ひざ痛と腰痛はよく見られる症状ですが、「歩きはじめてから肩がこるようになった」「ふくらはぎが張って仕方ない」という人もいます。そして

「ウォーキングは合わない」と、やめてしまうのです。

トラブルが起きる原因は、歩き方やケアの不足にあります。そうでなければ、からだのどこかが弱っているのかもしれません。

だからこそ、はじめる前に自分のからだとしっかり向き合いましょう。

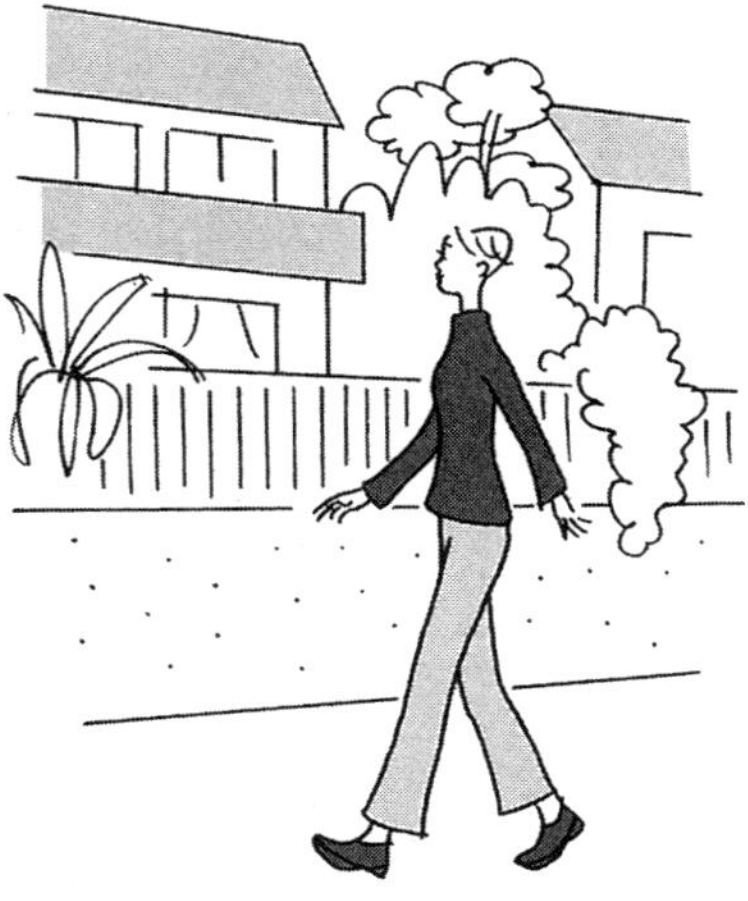

どこまで歩ける? セルフチェック

まずは「医学的なチェック」をし、
次いで40ページの「体力的なチェック」に進んでください。
いまのあなたにできる歩きのレベル、目標の目安が見つかります。

関節・筋肉の痛み・ゆがみ

- □ 肩こりがある
- □ 足がつりやすい
- □ 床に座るとき横座りする
- □ 決まったほうを上にして足を組む
- □ ほお杖をしたくなる

- □ 腰痛がある
- □ ひざ痛がある
- □ 背中痛がある
- □ 股関節痛がある

- たまに痛む程度
動いているとよくなる
- 歩くと痛む
- 痛くて動けない

医学的なチェック

生活習慣病

- □ 高血圧、もしくは予備軍である
- □ 高脂血症である
  （とくに中性脂肪の値が高い）
- □ 糖尿病、もしくは予備軍である
- □ 肥満気味（BMI25以上）

軽い持病、不定愁訴

- □ 日頃からあまり元気がない
- □ 根気がない
- □ めまい、ふらつき、だるさ、しびれ
  などがある
- □ 頭痛持ちである
- □ ときどき胸がドキドキする
- □ 冷え性である
- □ 消化器系の不調
  （胃、便秘、下痢、食欲不振）がある

症状に心あたりがあれば、医師による**メディカル・チェック**を…

医師のOKが出たら、次ページの「体力的なチェック」へ！

- 患部をケアしながら筋トレとストレッチ
- 病院で診察＋筋トレストレッチ

次ページの「体力的なチェック」へ！

適切な治療を受けましょう

体力的なチェック

- □ 1 慣れた道（近所）しか歩かない
- □ 2 移動はほとんど車に頼っている
- □ 3 電車やバスに乗って移動するのがおっくう
- □ 4 病気がち、または退院後すぐである
- □ 5 平坦な道でも5分以上歩くのはキツイ
- □ 6 忙しくて歩く時間がなかなかとれない
- □ 7 平坦な道なら10分は歩ける
- □ 8 平坦な道では大丈夫だが、階段、坂道で息が切れる
- □ 9 足の速い人とペースを合わせて歩くのはしんどい
- □ 10 長時間歩くのはイヤ、ムリ
- □ 11 徒歩、電車、バス、自転車などで移動することが多い（できるだけ車を使わないようにしている）
- □ 12 歩くことが好きで、基本的によく歩く
- □ 13 旅先でもあちこち歩いて見て回るのが好きだ
- □ 14 トレッキング、山登りにも行きたいが、やや不安
- □ 15 積極的で何にでも好奇心がある

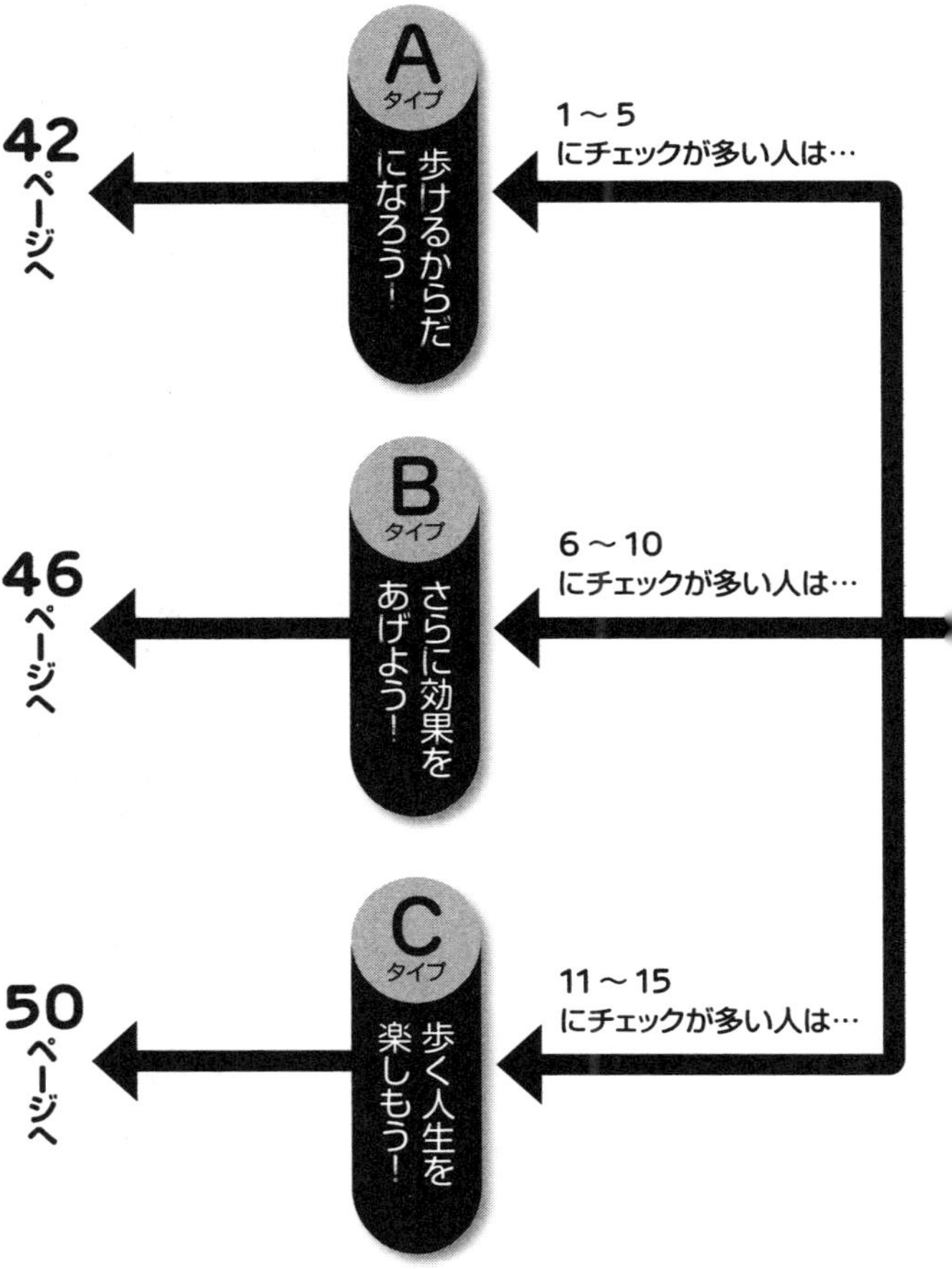
1～5
にチェックが多い人は…
A
タイプ
歩けるからだになろう！
42ページへ
6～10
にチェックが多い人は…
B
タイプ
さらに効果をあげよう！
46ページへ
11～15
にチェックが多い人は…
C
タイプ
歩く人生を楽しもう！
50ページへ

A タイプ 歩けるからだになろう!

不自由なく街を歩けるからだへ

このAタイプは、大きく2つのグループに分けられます。

ひとつは高齢者、脳卒中の予後、退院後間もない、関節痛をお持ちなど、実際に歩くことに困難を感じている人。

もうひとつは、日常的にあまり動かない人たちです。「すぐ近くのコンビニまでも車で行く」など極端に歩かないタイプで、ここには若者や中年も含まれます。

いずれにせよ、「歩きはじめる前に、なんらかの調整が必要な人」といえるでしょう。

このような人たちは、まずは街が不自由なく歩けるようになることが目標です。

イベントに参加したとき、自分だけいつもイスに座っていたり、家族で出かけたのに、みんなの歩きについていけない……など、体力がないために、せっかくの外出を100％楽しむことができなくなっているからです。

ストレッチで錆びついたからだに油を差す

最初はからだがなかなか思い通りに動いてくれないと思いますので、ストレッチで「油を差す」ことからはじめましょう。

油を差しているあいだに、眠っていた筋肉が目覚めて動きやすくなり、心臓や肺もうまく働こうと頑張りはじめます。どんなに高齢の人のなかにも、眠っているだけで、呼び覚ませばまだまだちゃんと働く神経があります。

高齢になるほど、周囲の人に「ムリはするな」「危ないからやめておけ」と押さえこまれ、知らぬ間に「自分はもうダメだ」と洗脳されていきがちですが、そんな人でも、歩き方の講座に参加して私の前に立てば、ちゃんと動けるものです。「その気になればできる」という証拠です。

家ではスイッチがオフになっているだけのこと。やろうと努力することが大事なのです。

筋トレを加え、少しずつ遠くへ

中年くらいまでの人なら、いくら日頃が不活動だからといって、「歩く体力がない」ということはまずありません。持っている体力を使えていないだけのこともあります。

そこで、ストレッチと同時に、軽い筋肉トレーニングをはじめましょう。そうすることで、いつもは筋肉の20％程度しか使ってないところを、もっと効率よく使えるようになり、どんどん動きが楽になっていくでしょう。それが「アイスブレイク」です。

これは、高齢の方にもいえることです。凍っている（＝アイス）のを砕く

自分にできるんだろうか？　続けられるだろうか？　すでにかなり衰えているのではないか（＝ブレイク）のですから、大変だし、勇気もいるでしょう。

……そんな不安もあるでしょう。

でも、最初だけ、みなさんに頑張ってほしいのです。氷を砕き、それが溶けて水となり、小さな流れになるまでは少し大変かもしれませんが、それが大きな変化のはじまりなのです。

ストレッチと筋トレをしながら、一方で少しずつ歩く量や質をあげていくのです。最初は家のまわりを1周歩く程度だったとしたら、少しずつ遠くへと足をのばしていき、そのうち、ムリなく続けて歩けるようになったら、次のBタイプへとステージアップしていきましょう。

Aタイプの人のための具体的な歩き方の提案は、154ページからご紹介しています。

B タイプ さらに効果をあげよう！

いわゆる「運動不足」の人々

もっとも一般的で、多くの人がここに含まれます。

Bタイプの人たちは、たとえば、毎日駅まで歩いて通勤しているけれど、慣れた道しか歩いていない。たまにトレッキングや何時間かのハイキングをすると、最後までスタミナがもたない。平坦な道は大丈夫だけど、坂になると途端に足が出なくなる。早足の人といっしょに歩くとついていけない……そんな体力レベルと考えていいでしょう。

要するに、ふつうに生活をする分にはなんら支障はないけれど、運動らしい運動をするとヘタってしまう、いわゆる「運動不足」の人々です。

厚生労働省が、約1万5000人を対象に行なっている「栄養調査」(平成25年調べ）によると、日本人の1日の平均歩数は、男性で7099歩、女性は6249歩でした。

これはあくまで平均値なので、職種や通勤手段、家から駅や会社までの距離、ライフスタイルによって、大きな差が生まれます。通勤や通学のない人なら、1日3000歩程度という人も少なくありません。

これでは、明らかに運動不足です。

日常のなかで動く機会を増やそう

このような運動量が不足ぎみの人たちは、積極的にいまより歩く量を増やしていきたいものです。

ただし、関節の痛みや、からだのゆがみがある人は、必要に応じて対策をとっていきましょう。その方法は、58ページからの「からだのリフォームプランを立てる」に書いてあります。

とくに気になる症状がない人は、いまの生活のなかで、歩数や歩く時間を増やす工夫をしましょう。

ある生徒さんは、私がアドバイスした通りに、電話とゴミ箱をわざと不便なところに遠ざけてしまいました。そうすることで、いやでも動く機会が増え、敏捷《びんしょう》性も身についた、と喜んでくれました。

このように、ほんのちょっとした工夫で、歩数や運動量は増やせるものです。駅ではエスカレーターは使用せずできるだけ階段を使おう、横断歩道ではなく歩道橋を渡ろう、歩けるところへは車を使わず歩いていこう——というように、日常的に歩くことへの意識を持ち続けてください。

目的別の歩き方をしてみよう

数週間も歩いていれば、きっと歩くことが疲れることではなく、爽快な運動だと思えるようになってくると思います。

そして、「もっと速く歩きたい」「もっと遠くまで歩きたい」という意欲が出てくるでしょう。

また、Bタイプの人はAタイプの人に比べて、やせたい、ストレスを解消したい、生活習慣病を防ぎたいなど、目的に合わせてより積極的な歩きを実践できる人々です。

その方法は157ページ以降にご紹介してありますから、ぜひ、運動不足解消以上の目的、自分の希望を満たせるウォーキング法を見つけてください。

それがクリアできたら、次はCタイプを目指しましょう！

C タイプ 歩く人生を楽しもう！

歩くことの喜びを知ってほしい

このCタイプの人たちは、自分のからだの状態を把握して、きちんとケアできる人たちです。その調子でケアを続けながら、より積極的な歩きに挑戦していきましょう。きっと、歩くことの喜びや楽しみが、どんどん広がっていくと思います。

そのためにはぜひ、単に健康増進とかシェイプアップといったこと以上の、何か大きな目的を探してみてください。

たとえば、日本国内には、お遍路さんやウォークラリーなど、歩くことを楽しむさまざまな文化やイベントがあります。そういうものに積極的に参加することもいいでしょう。

また、海外旅行に出かけたり、山登りをするといった、健脚であってこその楽しみもありますね。

心とからだのウォーキングを

私は常々、歩くということは人生そのもの、歩くことが終わったときに人生を終えることができれば最高！　と思っています。ですから、お遍路さんはまさに「心とからだのウォーキング」だと思うのです。

四国八十八カ所の霊場を巡礼する旅は、自分の人生を88年として、それを振り返っていく道程なのだそうです。自分の足で1歩1歩地面を踏みしめながら、来し方を思うことができたら、人生の最後に向かって、自分はどう生きていきたいのかが見えてくるのではないでしょうか。

そう考えると、お遍路さんという存在は、私の考えるウォーキングの、ひとつの象徴的な姿でもあるのです。

歩くことを楽しめればウォーキング上級者

歩くことの本質的な喜びや楽しさを知ることができるのは、決して体力のある人たちだけではありません。どこかに故障を抱えている人にだって、極言すれば車イスの人にだって、「しっかり行動する」という意味においてのCタイプの人々がたくさんいます。

たとえば、車イスで、あるいは杖をつきながらでも、海外旅行に行ったり、積極的に動き回って人生を楽しんでいれば、それは立派なウォーキング上級者なのではないでしょうか。

あるいは、ある機能が失われてしまってもう元には戻らないとしたら、その人はずっとAタイプのままなのでしょうか？

そうではありません。行動範囲や、体力的な意味での範囲は限られてしまうとしても、自分のなかで１００％に近いところを目指して歩いているなら、それはウォーキング上級者です。

昔に戻るのではなく、自分のなかの「しっかりウォーキング」に向かって目標を立て、そこに近づいていけばいいのです。

そして、しっかりウォーキングができる人には、本気で100歳まで、自分の足で歩き続けてほしいと思います。

具体的な歩き方のノウハウは、182ページ以降にまとめました。

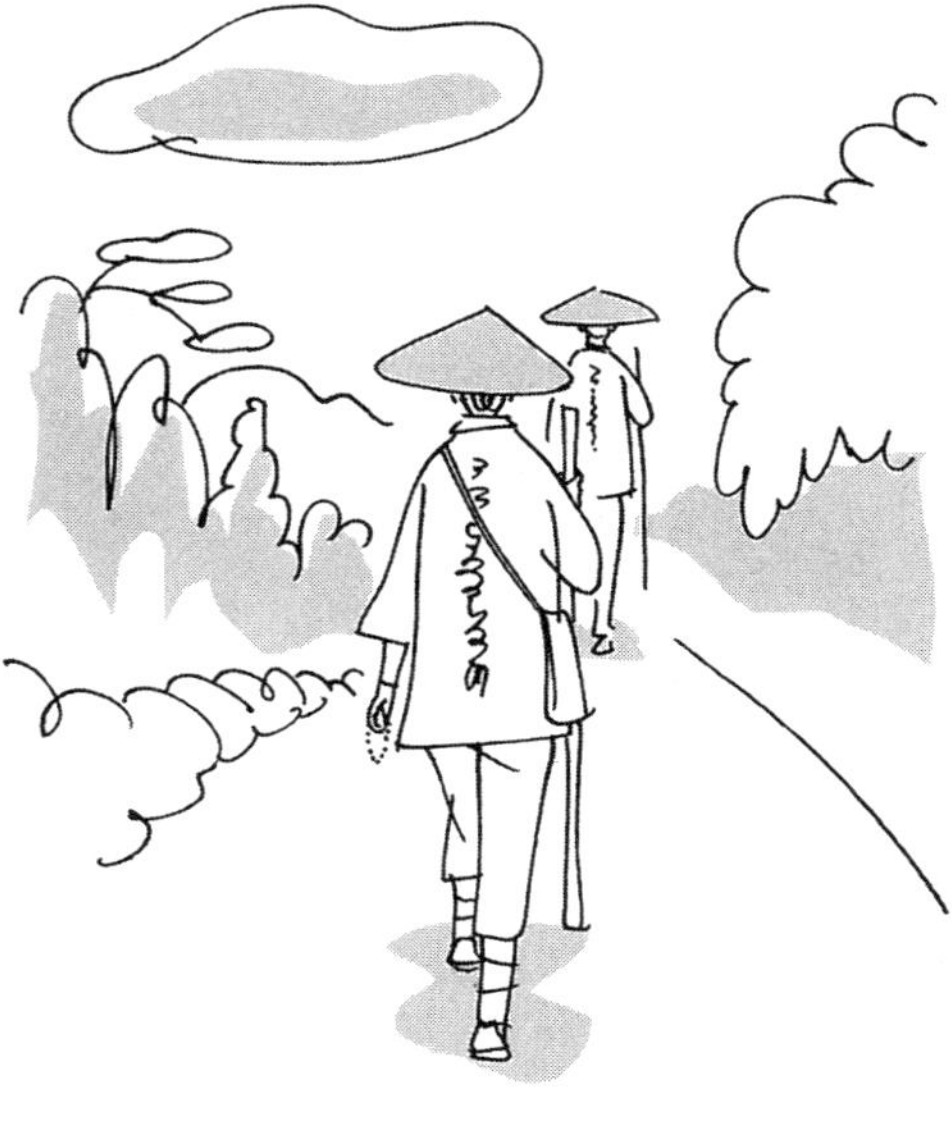

目標の立て方はオーダーメードで

ここでいう「目標」とは、運動効果や進歩の目安となるような、客観的な数値目標のことです。わかりやすい指標としては、「時間」「歩数」「距離」「脈拍」「RPE」などがあります。

時間

歩いた量を知ることになりますし、同じ距離を何分で歩けるかという速度の目安にもなります。駅やスーパー、会社まで、いつもの散歩道など、くり返し歩くコースにかかる所要時間を計って、それが短くなっていけば、速く歩けるようになったということの証です。あるいは、「続けて何分歩けるか」という持久力の目安にもなります。

歩数

時間と同じように、歩いた量を知ることになりますし、歩幅を知る目安にもなります。いつものコースを何歩で歩けるかを計り、歩数が減っていれば、より大またで歩けるようになったということです。

歩数と時間を組み合わせると、より歩きの質のレベルアップが確認できます。なぜなら、いくら時間が短縮できても、小またでチョコチョコと歩いていては、運動効果という面ではあまり期待できないからです。時間が短縮されたうえ歩数も減っているのなら、確実に歩きの質が高まり、運動量もあがっています。

距離

いままでは家の近くを歩くのがやっとだったとしたら、次は図書館まで行こうとか、いつもより遠くのスーパーまで買い物に行こうというように、歩きの質は落とさずに、歩く距離をのばしていきましょう。

脈拍

自分に合ったペース（運動強度）がどのくらいなのかを知る数値的な目安として、脈拍を利用する方法があります。

まず、安静時の脈拍を数えます。体調がいい朝、目覚めてすぐに、手首か首の動脈に人差し指、中指、薬指の3本をあてて、1分間、脈拍を数えましょう。安静時の脈拍に対して、220から年齢を引いた数値を「最高脈拍」といい、ほぼ最大限にまで脈拍をあげた状態と一致します。

ウォーキングに最適な運動強度は、安静時脈拍と最高脈拍のあいだの、40〜70％程度です（左の計算式）。

｛（220−年齢）−安静時脈拍｝×（0・4〜0・7）＋安静時脈拍

一度この数字を計算して覚えておき、脈拍があがってきたな、と思われるところで立ち止まり、15秒ほど脈拍を計ります。この脈拍が、目標とする数値（1分間）の4分の1であればいいわけです。

最初は40％（0・4）強度からはじめ、そのペースが楽になってきたら、50％、60％とあげていきます。

RPE（自覚的運動強度）

自分で感じる運動の強さを、6～20までの数値で表したものが「RPE」で、これを10倍した数字が、おおよその脈拍と合致します。

たとえば、自分で「楽だ」と感じるときには、脈拍はあまりあがっていません。「ややきつい」と思われるくらいで50％程度の運動強度。健康のためのウォーキングとしては、10～13くらいが最適です。

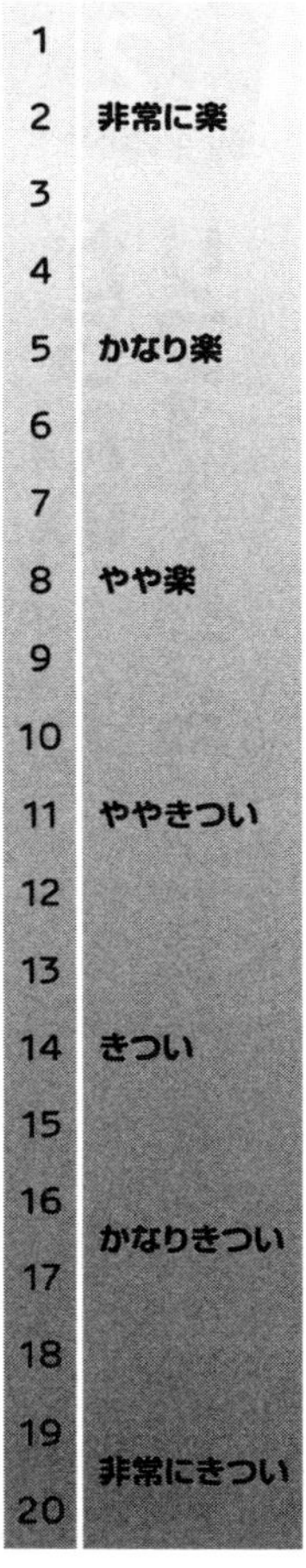
1
2 非常に楽
3
4
5 かなり楽
6
7
8 やや楽
9
10
11 ややきつい
12
13
14 きつい
15
16
かなりきつい
17
18
19
非常にきつい
20

ステップ
2

からだのリフォームプランを立てる

あなたに必要なリフォームとは?

からだのリフォームをしましょう。

といっても、部屋全体の壁紙を替えて心機一転、というわけにはいきません。リフォームを必要としている部分、つまり弱点は人それぞれなので、その人に必要なリフォームでなければいけませんね。

ちまたではさまざまなウォーキング法が紹介されていますが、その多くは理想的な速度や時間、フォームなどが設定されているものです。その方法は間違っていなくても、いまのからだの状態に合っていないために、からだのあちこちを痛めている人は、老若男女を問わず少なくないのです。

ウォーキングをはじめる場合、腰痛があるのなら、まずはそれを軽減してから弱った筋肉を強化するべきだし、姿勢にゆがみがあるなら、それを矯正するよう意識しながら歩くべきです。

からだの弱点を直すのは何歳からでも大丈夫。

たしかに、高齢になれば、直すのにかかる時間は少々増えますが、必ずよくなる方向に進んでいきます。

まずは、自分の姿勢のゆがみを発見するところからはじめましょう。

正しい立ち姿勢

❶❷❸……と下から順に意識をしていくこと

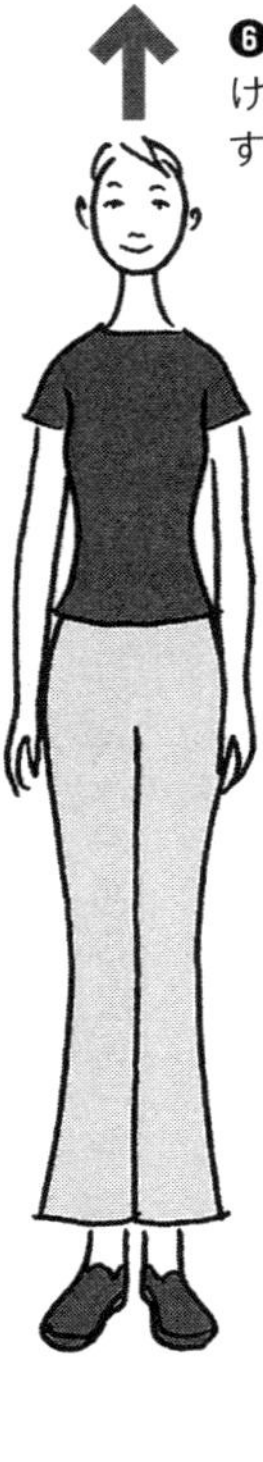

❻正面に顔を向けると、からだがすっと上に伸びる

❹大きなため息をついて、背中の緊張をゆるめる

❸ももの内側とお腹の奥にも力が入る

❷お尻を尾骨のほうにキュッと締める

❶つま先はあまり開かない

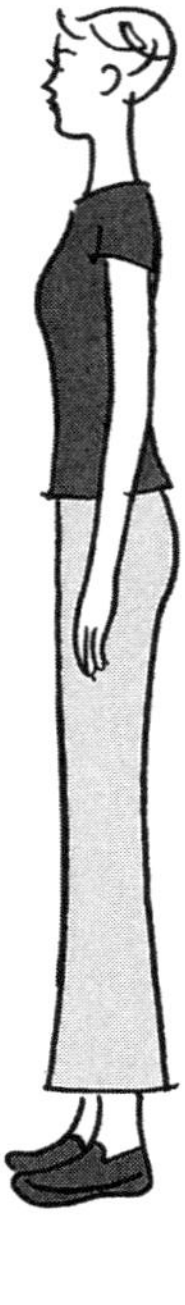

❺あごはギュッと引かず、指3本分乗るくらいに

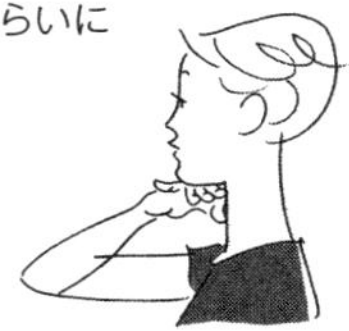

ポイント

▶肩甲骨を引き寄せるように肩を後ろへ引いてはダメ

▶胸やお腹を前につき出さない

▶腰は丸めてはいけないが、反らせるのも×

▶かかとに体重を乗せてから5本指を下ろす

正しい座り姿勢

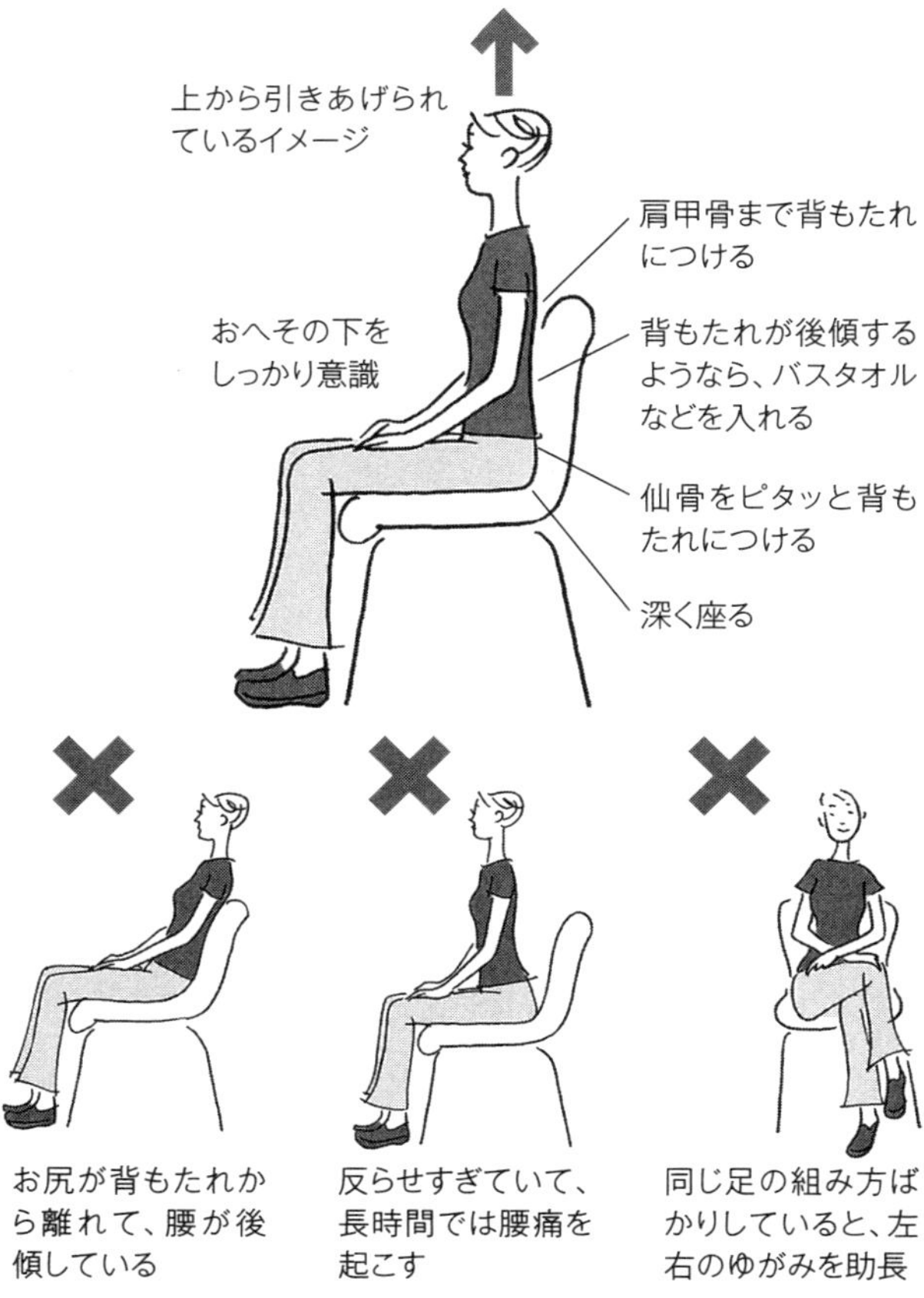
上から引きあげられ
ているイメージ
肩甲骨まで背もたれ
につける
おへその下を
しっかり意識
背もたれが後傾する
ようなら、バスタオル
などを入れる
仙骨をピタッと背も
たれにつける
深く座る
お尻が背もたれか
ら離れて、腰が後
傾している
反らせすぎていて、
長時間では腰痛を
起こす
同じ足の組み方ば
かりしていると、左
右のゆがみを助長

「いい姿勢」の常識を疑おう

「いい姿勢」とは、胸を張ってあごを引くもの、と思っていませんか？

一見とても美しく見えますが、じつは、からだのあちこちに無理を強いているのです。姿勢をつくるときのかなめは「骨盤」。土台＝腰がしっかりしていない人がこの「胸張り姿勢」をとると、どうなるでしょうか。

若いときは筋肉でカバーできるからまだいいのですが、加齢につれて、反らした背中を弱った背筋と腹筋では支えきれなくなり、腰痛が慢性的になったり、あごは引いても肩が前に落ちるなど、からだにゆがみが生じることになるわけです。

正しい姿勢は、丹田に力を入れ、他の部分はリラックスした状態。ところが、長い習慣でからだがゆがんだまま固まっている人は、このリラックス状態をつくれません。そんな方は、左ページのエクササイズで、固まった腰や背中をゆるめてあげましょう。

いい姿勢をつくるエクササイズ

少しひざをゆるめて、腰を丸めて曲げ、手をダラリとさげて脱力する。ここから、背骨の一番下から1個ずつ背骨を“積んでいく”イメージで起きあがる。

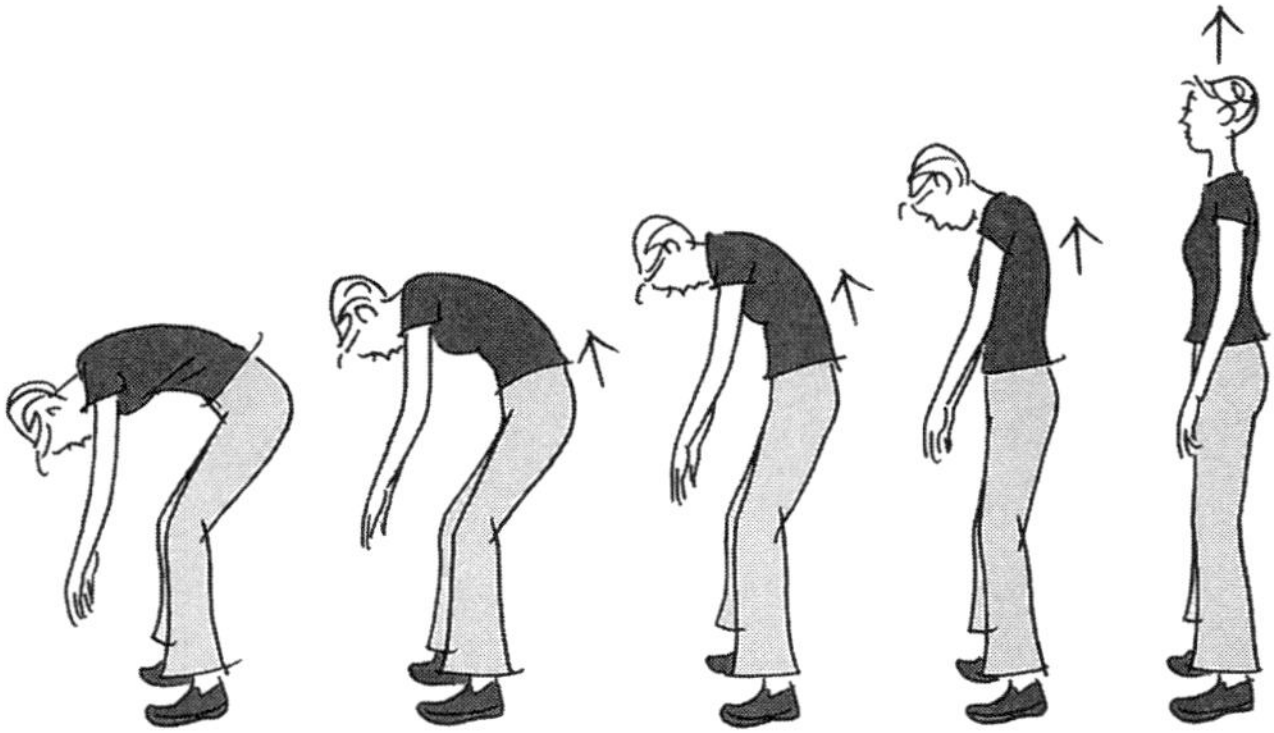

ポイント

▶途中で胸が先に起きてしまったり、顔が先にあがってしまってはダメ

▶反り腰の人は、意識してしっかり腰を丸める

▶丸め腰の人はしっかり起こす

あなたのからだの弱点はどこ?

痛みやこりの分布

図に示した痛みのなかから心あたりのものをチェックして、横のページ番号に進んでください。それがあなたに必要なトレーニングメニューです。

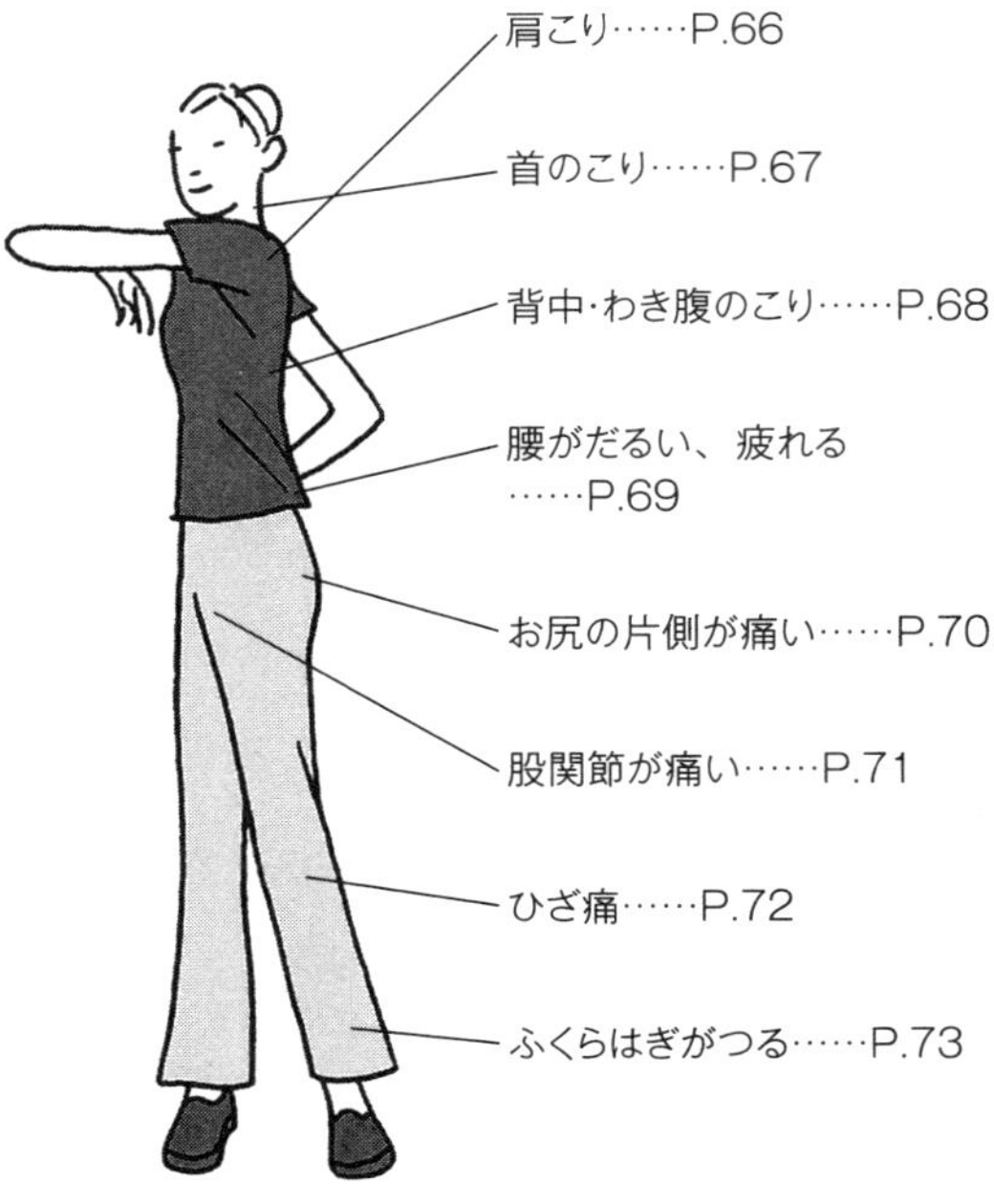

肩こり……P.66
首のこり……P.67
背中・わき腹のこり……P.68
腰がだるい、疲れる……P.69
お尻の片側が痛い……P.70
股関節が痛い……P.71
ひざ痛……P.72
ふくらはぎがつる……P.73

ゆがみの分布

自分のからだのゆがみに自覚がない場合もあります。姿見に映したり、誰かに確認してもらいましょう。各ページの解説にも目を通してください。

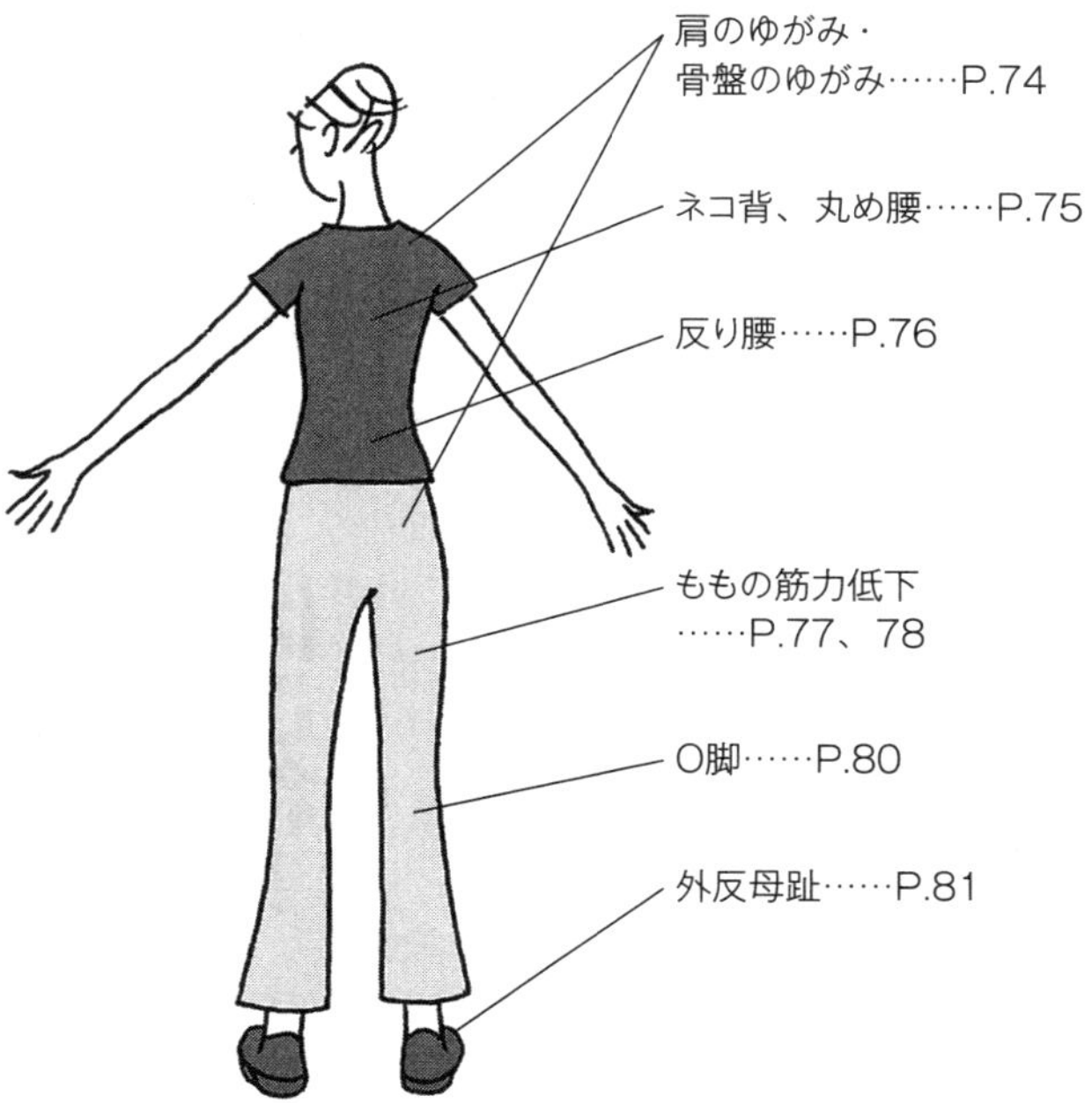
肩のゆがみ・
骨盤のゆがみ……P.74
ネコ背、丸め腰……P.75
反り腰……P.76
ももの筋力低下
……P.77、78
O脚……P.80
外反母趾……P.81

肩こりに

ちょうちょ

肩こりは、肩甲骨のまわりの筋肉が固くなって起こります。イラストのように、指先を肩につけていれば、ひどい肩こりや五十肩など、肩を動かすのが痛い方でもやりやすいでしょう。首のこりにも有効です。

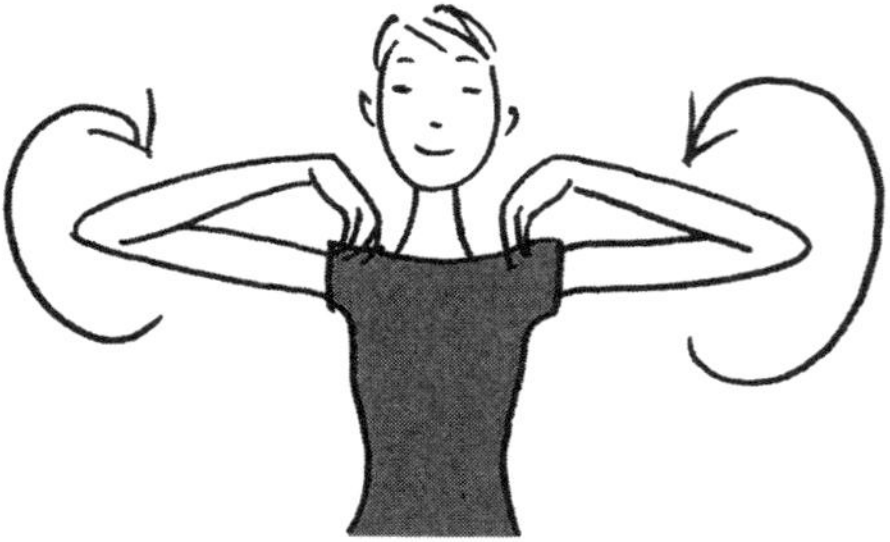

指先を肩先につけ、ひじで円を描くように腕を回します。ひじが上にくるときに、首をすくめてしまわないよう、腕だけを回すように意識して。

はじめは下のほうで小さな円を描きながら、徐々に大きな円にしていくといいでしょう。

★前から後ろに、後ろから前に、交互に各10～20回

首のこりに

鳥の首振り

ネコ背や胸の張りすぎ、腰の反らせすぎなど、首のこりの原因はさまざま。本来軽いカーブを描いているはずの首の骨が、まっすぐになってしまう「ストレートネック」の人も首がこります。首を支えている筋肉を動かして、ほぐしてあげましょう。

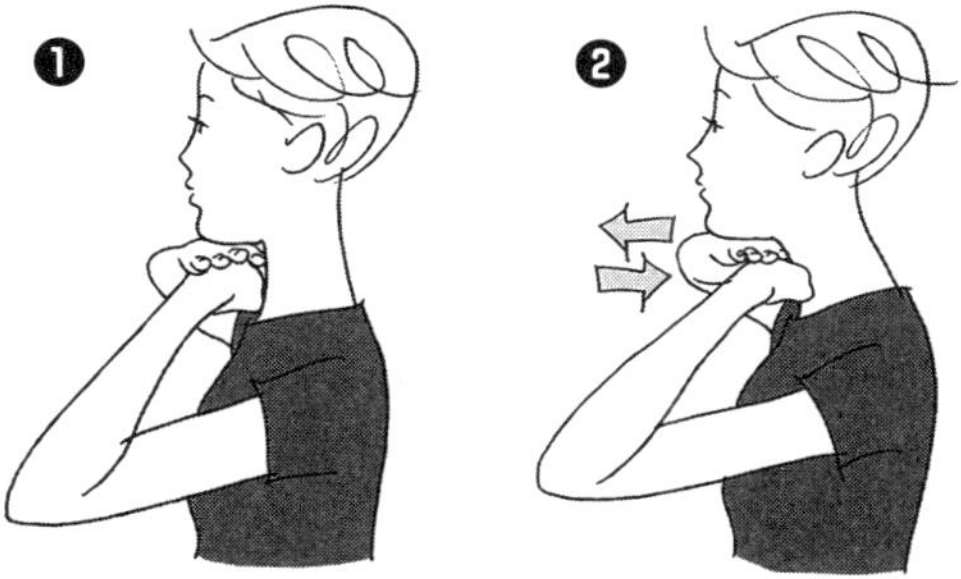

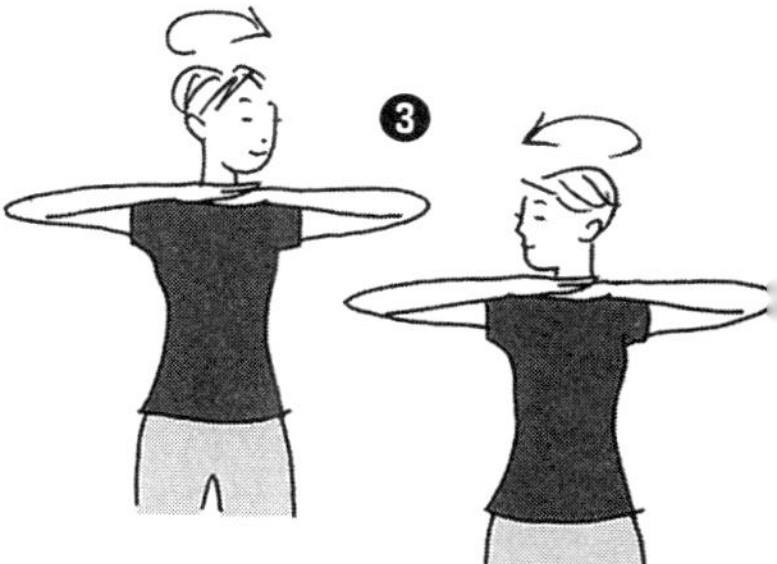

❶両手を重ねてあごの下にあてがい、ひじを腕が水平になる高さまであげてキープします。
❷手の甲の上を滑らせるように、あごを前に出したり引いたりして、水平にスライドさせます。
❸この姿勢のまま、顔を左右にゆっくり回します。

★❷❸を5〜10回

背中・わき腹のこりに

ほふく前進

背中やわき腹のこりには、肋骨まわりをひねるのが効果的。肩甲骨を斜めに大きく動かすことで、筋肉がほぐれやすくなり、肩こりの解消にもなります。座って行なえば、ウエストのシェイプアップにも。

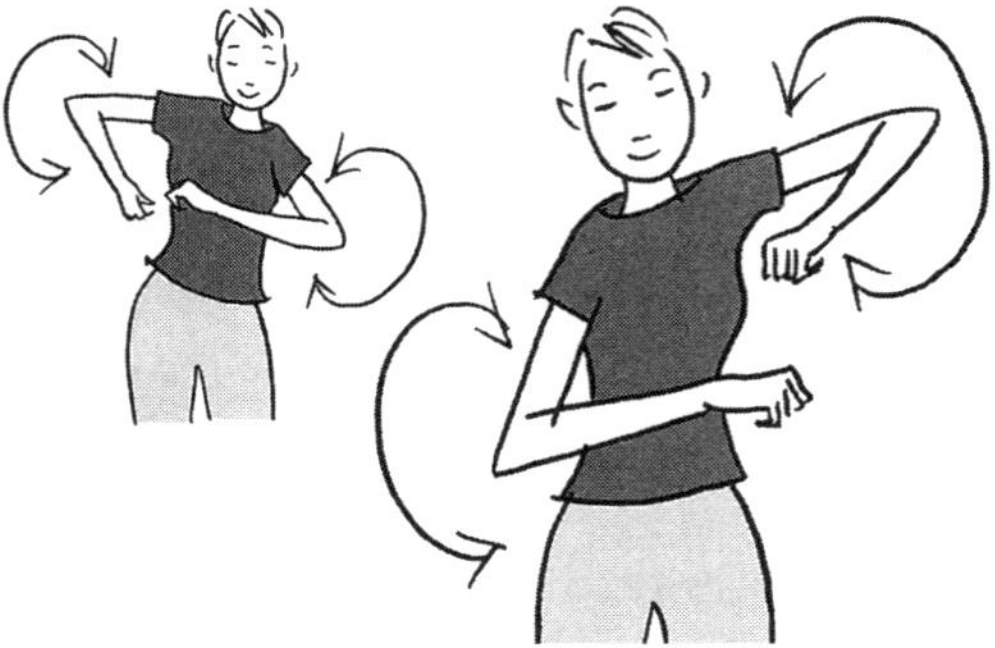

両腕を曲げ、手は軽く握り胸の前へ。「ほふく前進」をする要領で、肩からひじを一直線に保ちながら、後ろから前へ交互に回します。後ろにもしっかりひじを引いて、わき腹まで伸びるよう、上半身をしっかり動かしましょう。

★前後、各10〜20回

腰がだるい・疲れる

ロープ引き

反り腰の人や、歩くとき重心が後ろに傾いている人は、腰に負担がかかって腰がだるく感じることが多いもの。腰を丸めながら両腕を動かすことで、肩から腰にかけての広い範囲の筋肉をほぐすことができます。

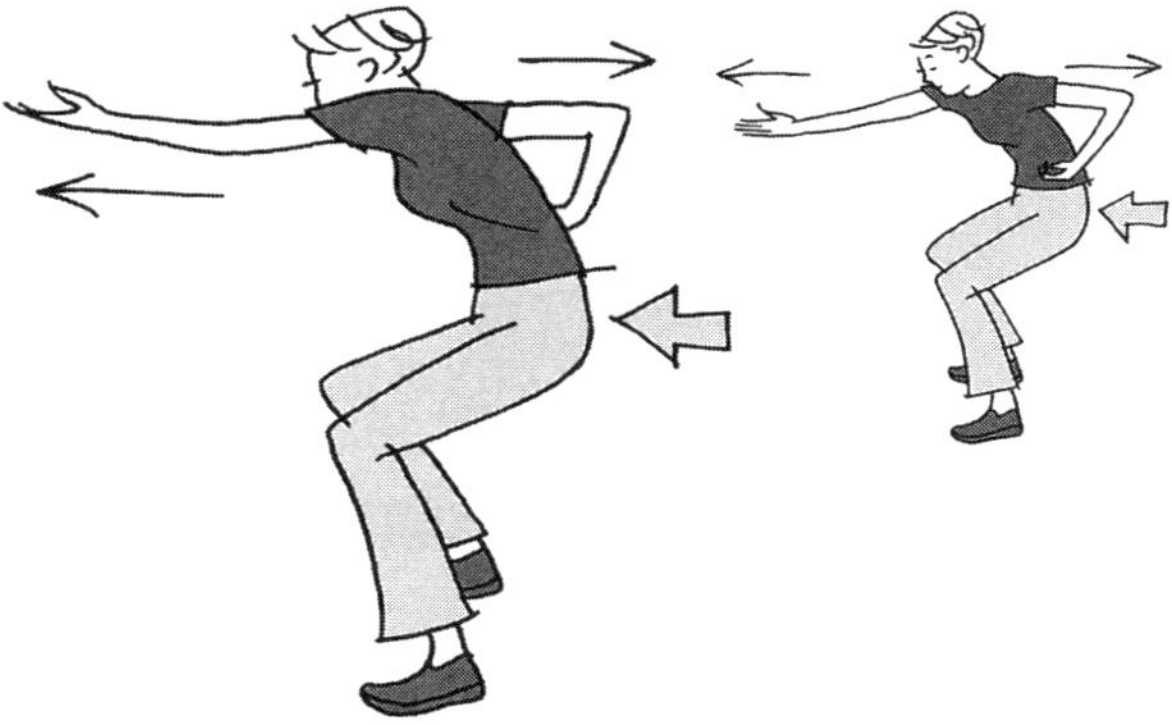

腰をしっかり丸めて、ひざを曲げて立ち、遠くのロープをたぐり寄せるように、できるだけ遠くに片腕ずつ伸ばしては、グッと手前に引き寄せます。お尻をつき出さないよう、骨盤を立てて腰を落とし、フーッ、フーッと大きく息を吐きながら行ないましょう。

★左右、各5〜10回

お尻の片側の痛みに

ひざ抱っこ

お尻に近い部分が痛む場合、お尻の筋肉を柔らかくして、血行をよくしてあげましょう。腰からお尻にかけて楽になり、足のしびれなどの坐骨神経痛にも効きます。また横隔膜が下に引っ張られるので、呼吸もしやすくなります。

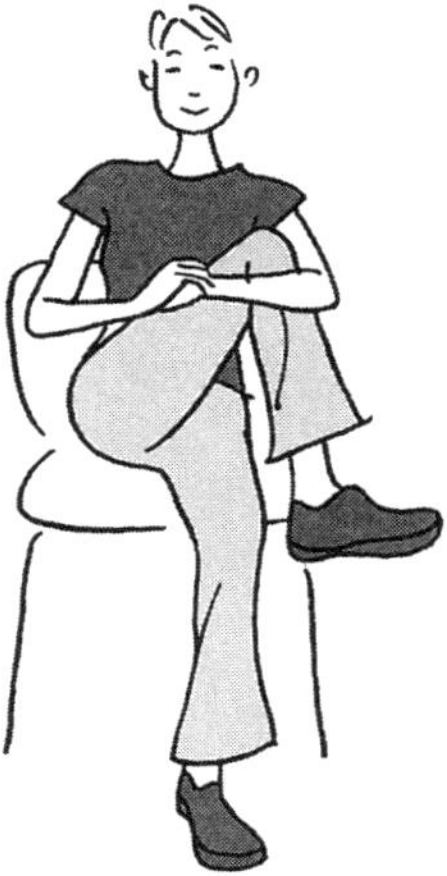

イスに座り、右ひざを両腕で抱えながら、左胸のほうへしっかり引き寄せて、20秒程度キープします。背もたれに寄りかかってもOK。

★左右、各2〜3回

股関節痛に

内また・外また

足のつけ根や股関節に痛みがあるときには、股関節をつなぐ筋肉を柔らかくほぐす動作をしましょう。この運動には、O脚やX脚を改善する効果もあり、また骨盤のゆがみにも効きます。

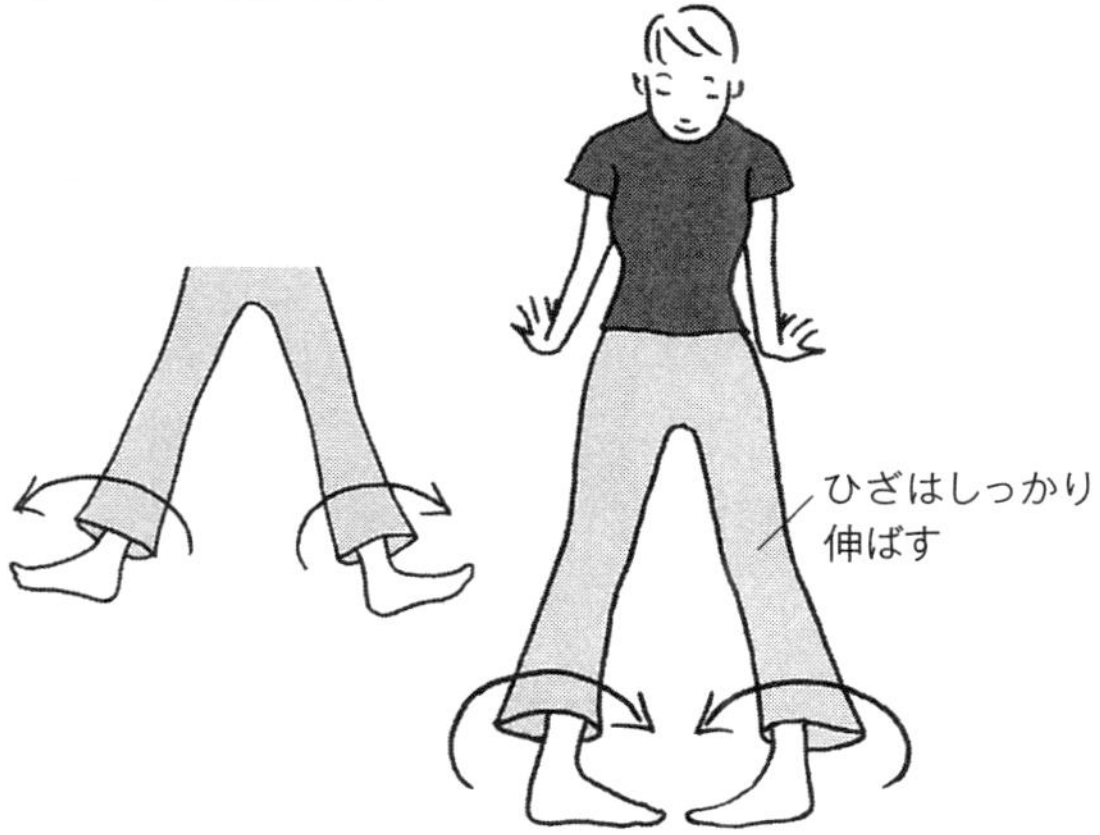

足を伸ばして座り、両手をお尻の向こう側に置いて上体を支えます。つま先をあげて、そのまま足先を内側、外側とゆっくり交互に倒します。足全体がひねられ、股関節が動いているのを感じながら、左右の角度が同じになるように意識しましょう。

★内外、各10回程度

ひざ痛に

足でつっ張り

年齢とともに、変形性膝関節症が原因で、ひざ痛が起こることが多くなります。必要によって治療を受けるべきですが、自分でできる対策は、ひざまわりの筋肉をきたえてクッションにするというもの。ひざ上、ももの筋肉をさする、伸ばす、強化することが有効です。

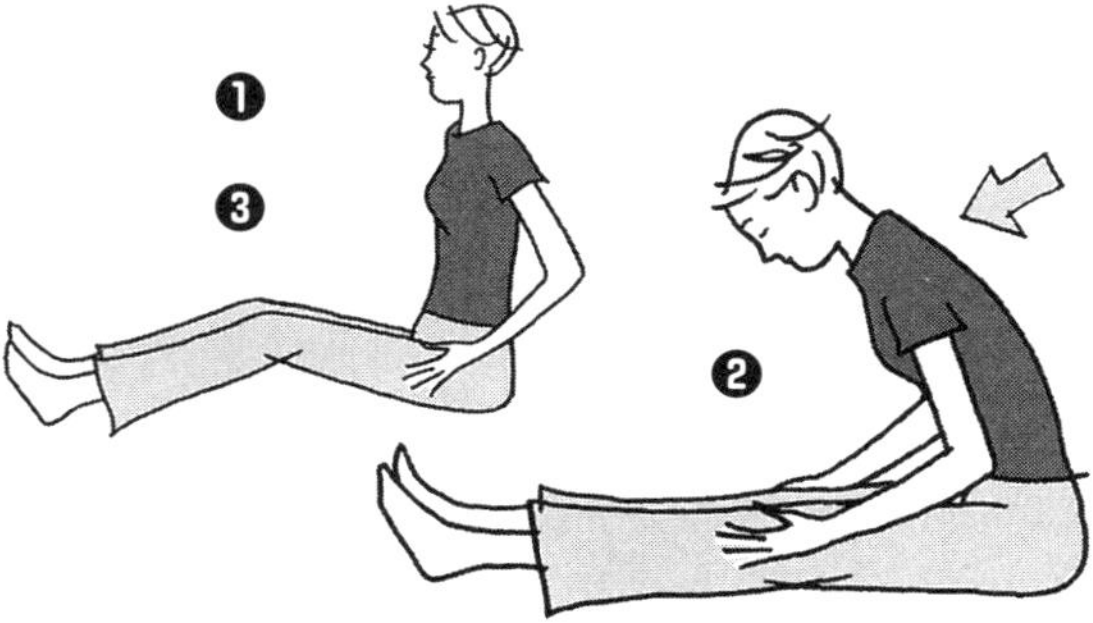

❶ひざを軽く曲げて座り、手をももの外側にあてます。
❷足をつっ張るように、ひざをグーッと伸ばしながら上体を前に傾けていきます。このとき、ももの裏側が伸びると同時に、前側の筋肉が引き締まるのを確認してください。前屈の動きとあわせて、手はももの外側を通ってひざをさすります。
❸手は内ももを通って上体を起こし、❶へ戻ります。

★10〜30回

ふくらはぎがつる

エンヤトット

ふくらはぎやすねの筋肉は、動かさないと、血行不良を起こしてつりやすくなります。これらの筋肉に力を入れたり抜いたりすることで、血管に圧が加わるピストン運動のような効果が生まれ、血行がよくなります。

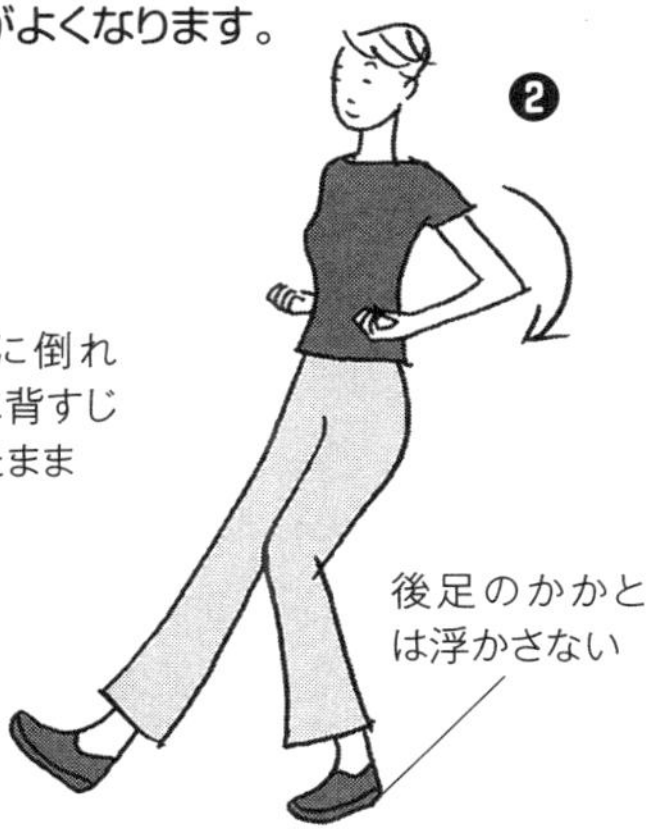
❷
後足のかかとは浮かさない

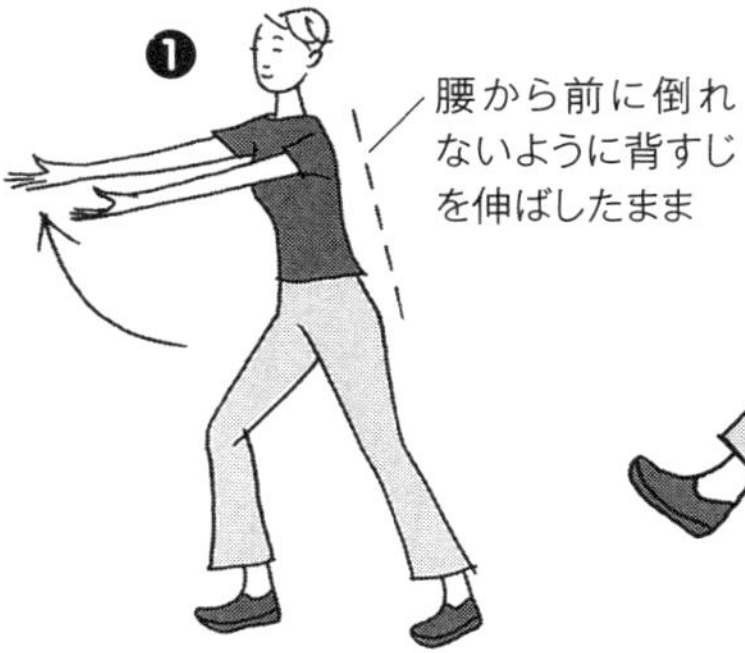
❶
腰から前に倒れないように背すじを伸ばしたまま

❶足を軽く開いた状態で、片足を1歩前に踏み出します。そのまま船の艪を漕ぐ要領で、前足に体重を乗せて、両手を下から前方に振り出します。
❷後ろ足に体重を移動させながら、ひじを後ろに引きます。

★左右、各10〜20回

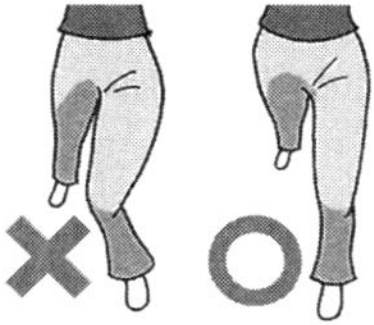
×
○

ひざを屈伸させるとき、内側に入ってしまうのは×。ひざが足の真上にくるように

肩や骨盤のゆがみに

パントマイム

肩や骨盤などのからだのゆがみは、長年の立ち姿勢や座り姿勢のクセ、同じ側ばかりでバッグを持つ習慣、出産など、さまざまな理由によって起こります。ゆがみを直すには、その部分を斜めに引っ張り合う動作が効果的です。

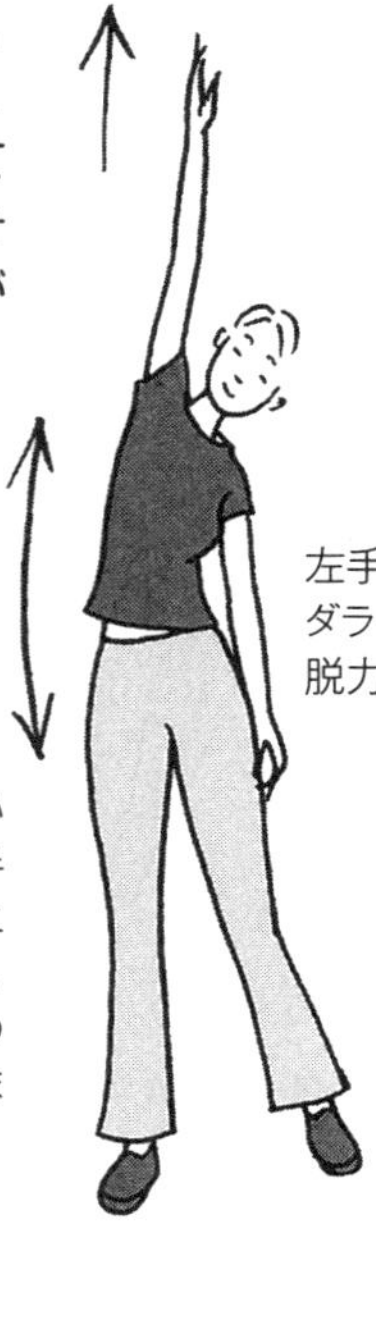

風船に片手でつかまって空へ飛んでいくイメージで、体重を右足に乗せ、右手を上に伸ばします。腕のつけ根からウエストまで気持ちよく伸びていればOK。この状態を5〜10秒キープしたら、肩の力を一気に抜いてストンと手をおろします。

★左右交互に2回程度

ネコ背・丸め腰に

ちょーだい！

ネコ背の人、腰が丸まっている人は、その丸まった状態で筋肉が固まっています。ネコ背なら肩甲骨の周辺、腰ならももの後ろ側の筋肉を伸ばしてあげることと同時に、背中の筋肉を強くして、背すじをしっかり伸ばせるようになることも大事です。

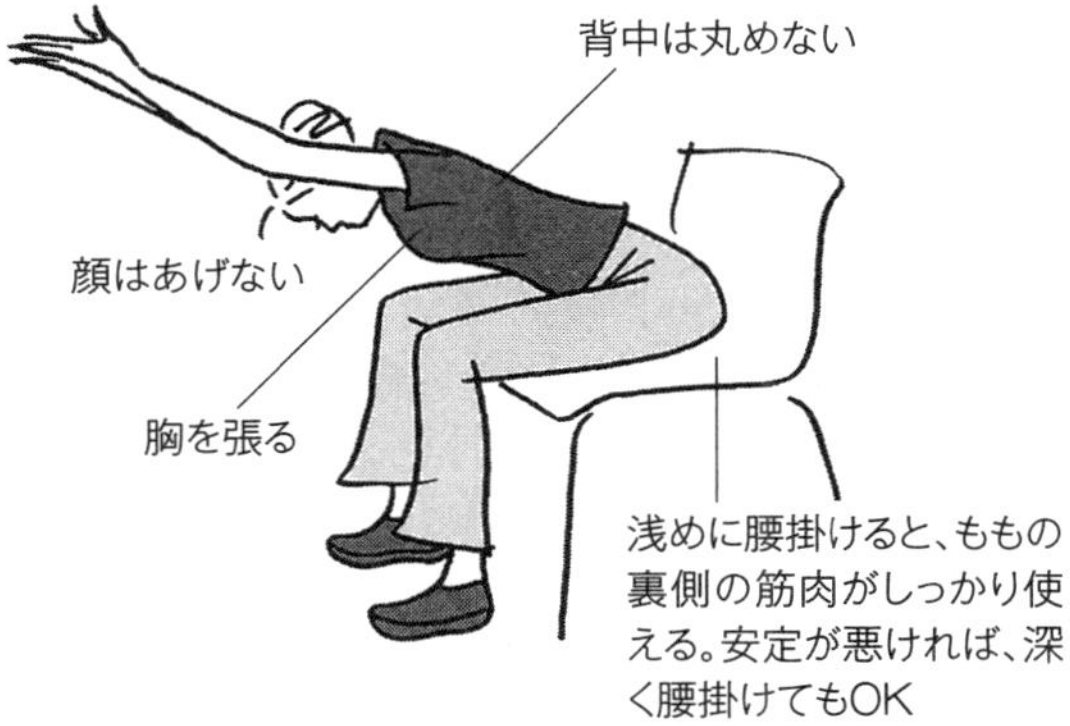
背中は丸めない
顔はあげない
胸を張る
浅めに腰掛けると、ももの裏側の筋肉がしっかり使える。安定が悪ければ、深く腰掛けてもOK

イスに座って背筋を伸ばし、手の平は上向きにもも上に乗せます。お尻を浮かさないようにして、賞状を受けとるときのように両手を前に差し出し、上体を前に倒していきます。腰が気持ちよく伸びたところで、賞状を高く掲げるように、両手をさらに少し上に持ちあげて5秒キープし、戻します。

★10回程度

反り腰に

座ってロープ引き

反り腰の人は、腹筋が弱っているか、腰を反らせていることで、腰痛を引き起こしていることが多いものです。骨盤を正しい位置まで立てるための腹筋をきたえましょう。

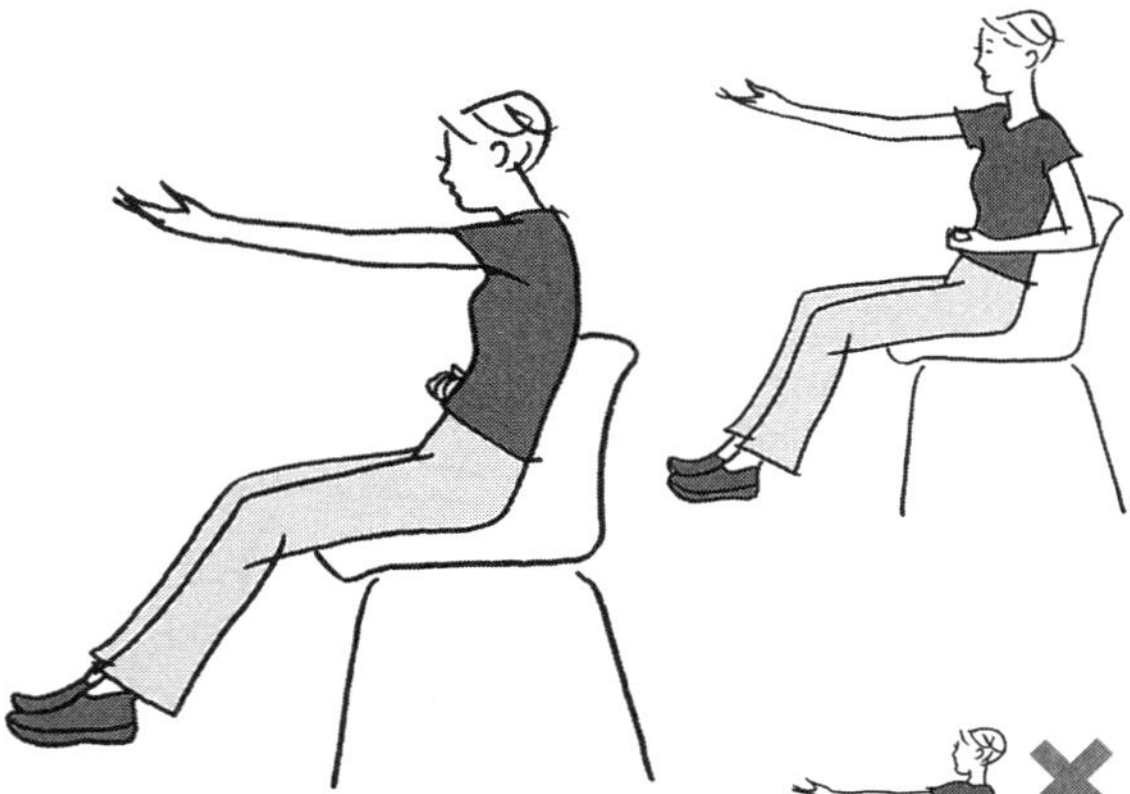

イスに浅く腰掛け、腰を丸めます。その姿勢をキープしたまま片手を前に伸ばし、ロープをつかんで引き寄せるように、ひじを左右交互に後ろに引きます。

★左右、各10回程度

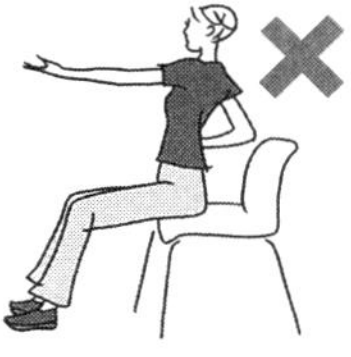

腰は丸めること。背筋を伸ばしたり、反らせては×

ももの筋力低下にⒶ

座ろうかなスクワット

ももの筋力が低下すると、ひざを痛めやすく、活動性が失われます。全身の体力とも関係が深い筋肉ですので、しっかりきたえ、筋力を維持していきたいものです。

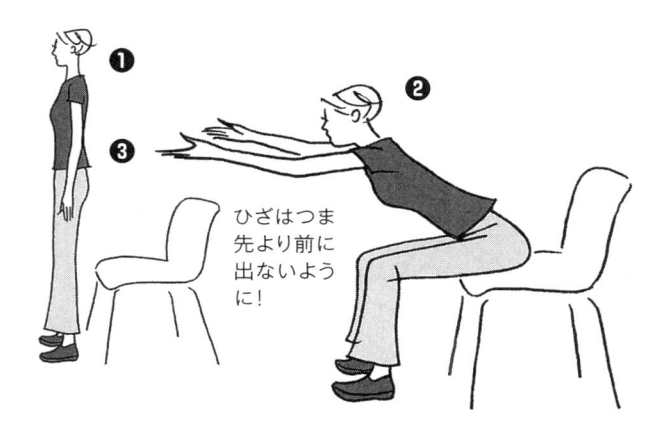

❶イスの前に立ち、足を肩幅に開きます。
❷両手を前に差し出しながら、ひざがつま先より前に出ないように、ゆっくりとお尻を後ろに引いて腰を落とします。
❸ももがイスに触れたところで、立ち上がります。つらいようなら、浅い屈伸でも、イスにいったん座ってから立ちあがってもOK。

★10回程度

ももの筋力低下にⒷ

ちょっとずつ立ち上がり

筋力が弱って、イスに座ってしまったが最後、何かにつかまらないと立ちあがれないという人は、この方法を試してみてください。お尻や背筋の強化にもなります。

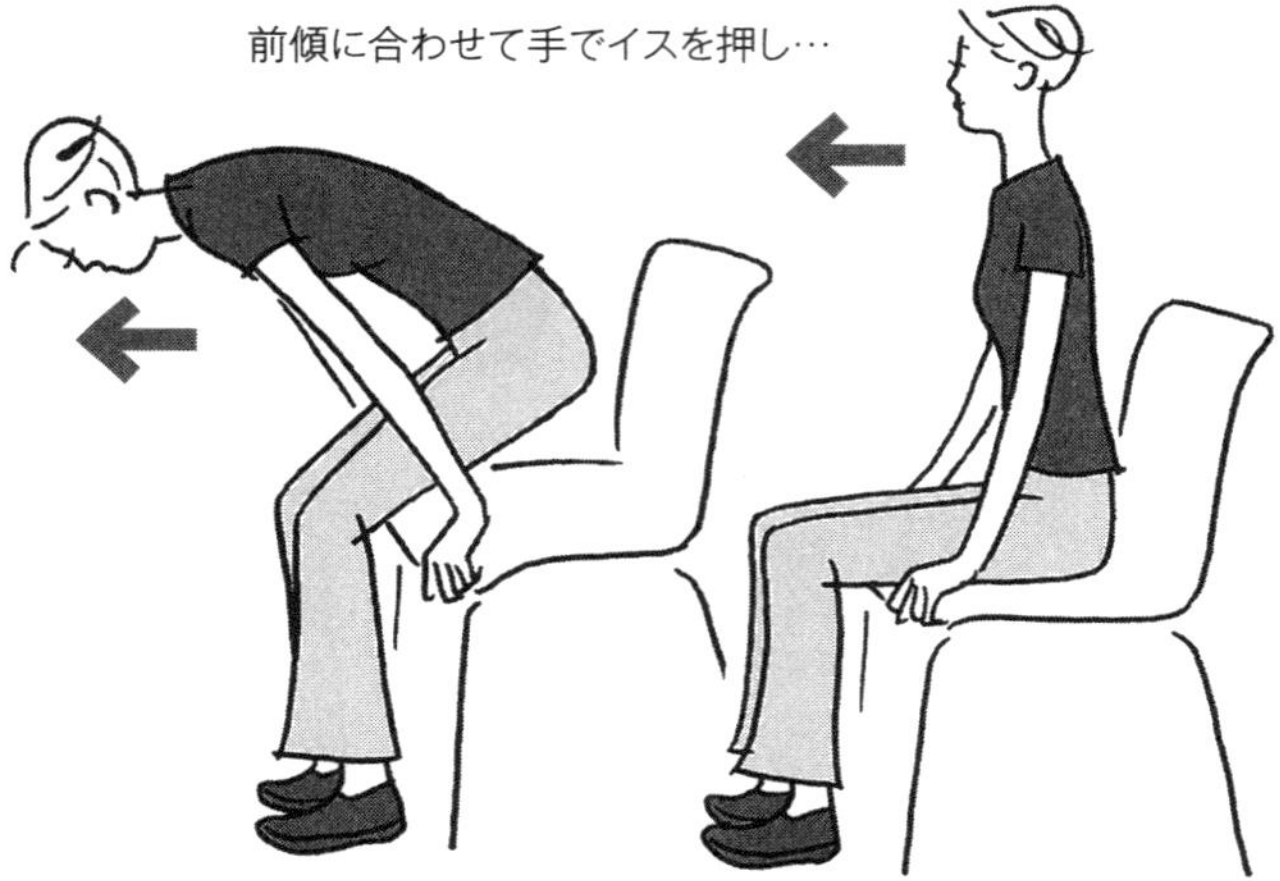

上体を前に倒しながら、手でイスを押して、お尻を軽く持ちあげてはおろします。これを何度かくり返したら、「よいしょ!」と気合を入れると、最後はスッと立ちあがることができます。

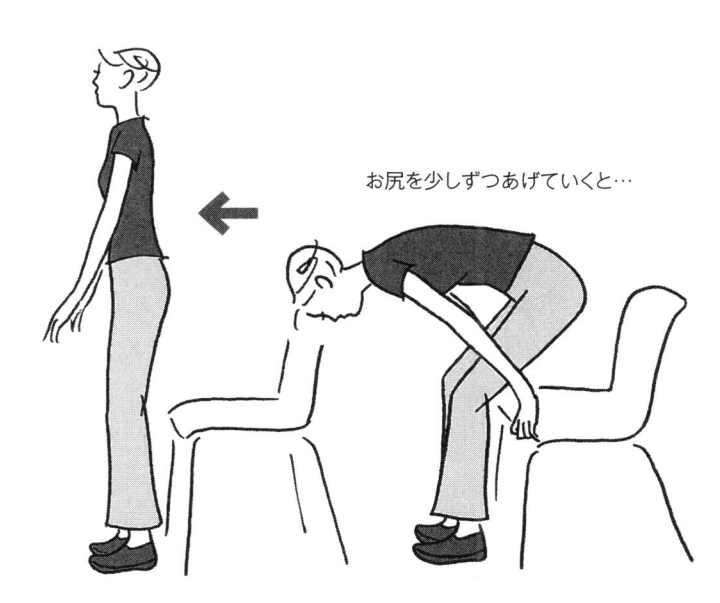

5〜10回くらいでスッと立てますよ！

O脚に

バレリーナ

O脚は、お尻や股関節、ひざのゆがみが原因となって起こりますが、ももの内側の筋肉が衰えることで悪化します。ももの内側をきたえて悪化を防ぎながら、ゆがみを少しずつ矯正しましょう。骨盤のゆがみ、ももの筋力にも効きます。

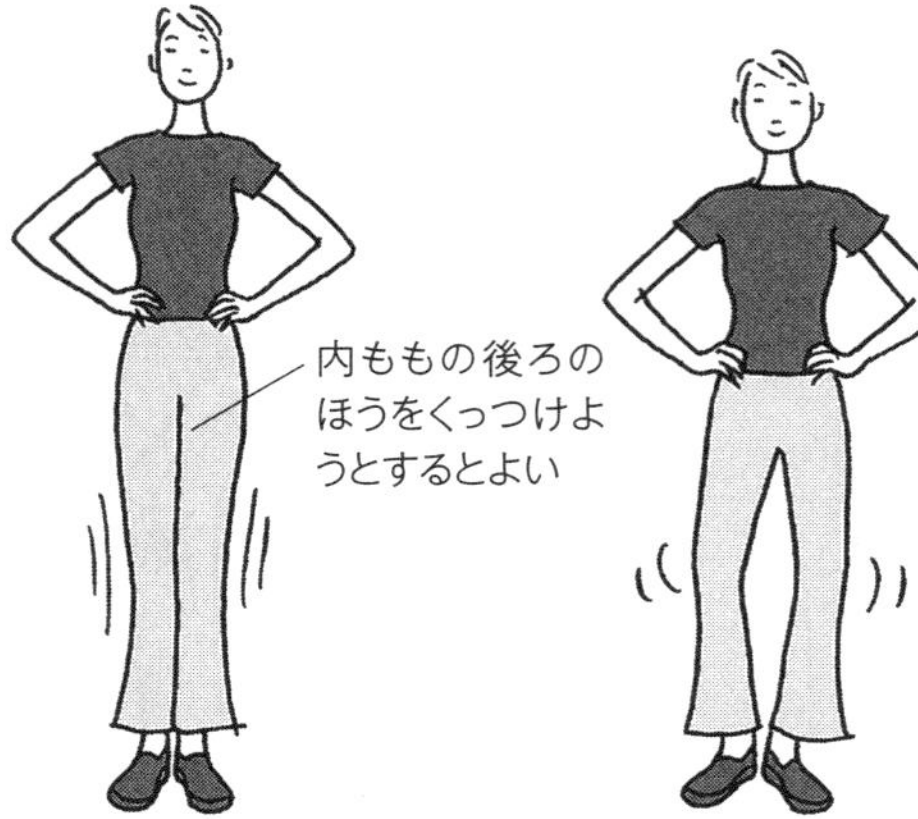
内ももの後ろの
ほうをくっつけよ
うとするとよい

バレリーナになったつもりで、つま先を30度くらいに開き、かかとをくっつけます。かかとを離さずに、ひざを左右に開いて腰を落とし、お尻と内ももにギューッと力を入れながらひざを伸ばします。そのまま10秒〜1分キープしましょう。

★1日数回

外反母趾に

足指ジャンケン

外反母趾は、足の親指のつけ根が押し出されて「くの字」に変形している状態。偏平足や、足の横アーチが崩れて平らになってしまう開張足、ハイヒールなど足の構造に合わない靴をムリにはくこと、歩き方にクセがあり関節に間違った力がかかること、などが原因となります。症状緩和には、足指を動かす筋肉を強くすること。とくに親指をしっかり動かせるようになりましょう。

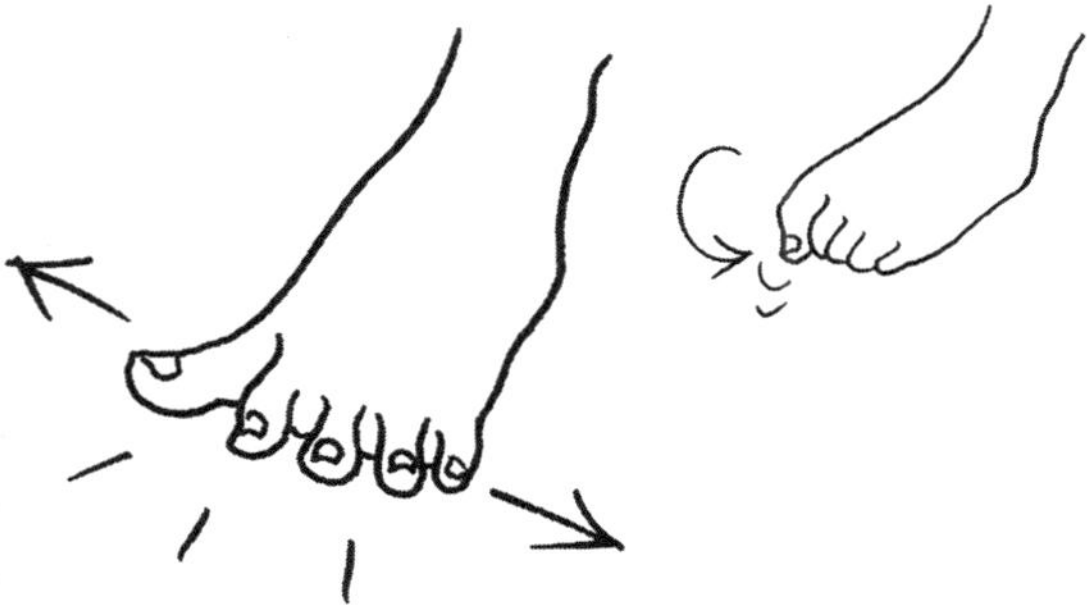

足の指でグーとパーをつくりましょう。できるだけハッキリわかるように動かします。

★10〜20回

トレーニングを行なう際の注意点

弱点を解消してくれるトレーニングメニューをたくさん紹介してきましたが、弱点解消だけにこだわらず、試してみて気持ちよいと感じるものを選ぶとよいでしょう。数種目をまとめて1日15分とか30分続けて行なっても、空き時間に少しずつ行なってもどちらでもかまいません。

朝起きてすぐなら1日のウォーミングアップに、日中ならリフレッシュに、夕方から寝る前にかけては1日の疲労回復になります。また、出かける前に1つ2つ行なうと、歩き方がよくなって、楽にキレイに歩けます。

大切なのは、どの動作も息を止めないで行なうこと。呼吸が難しければ、声を出して数を数えながら行なうとよいでしょう。

気持ちよい動作でも、やりすぎれば痛みの元になってしまいます。翌日に筋肉痛が出たらその日は休んで、翌々日に行ないましょう。

第3章

さあ、歩いてみよう

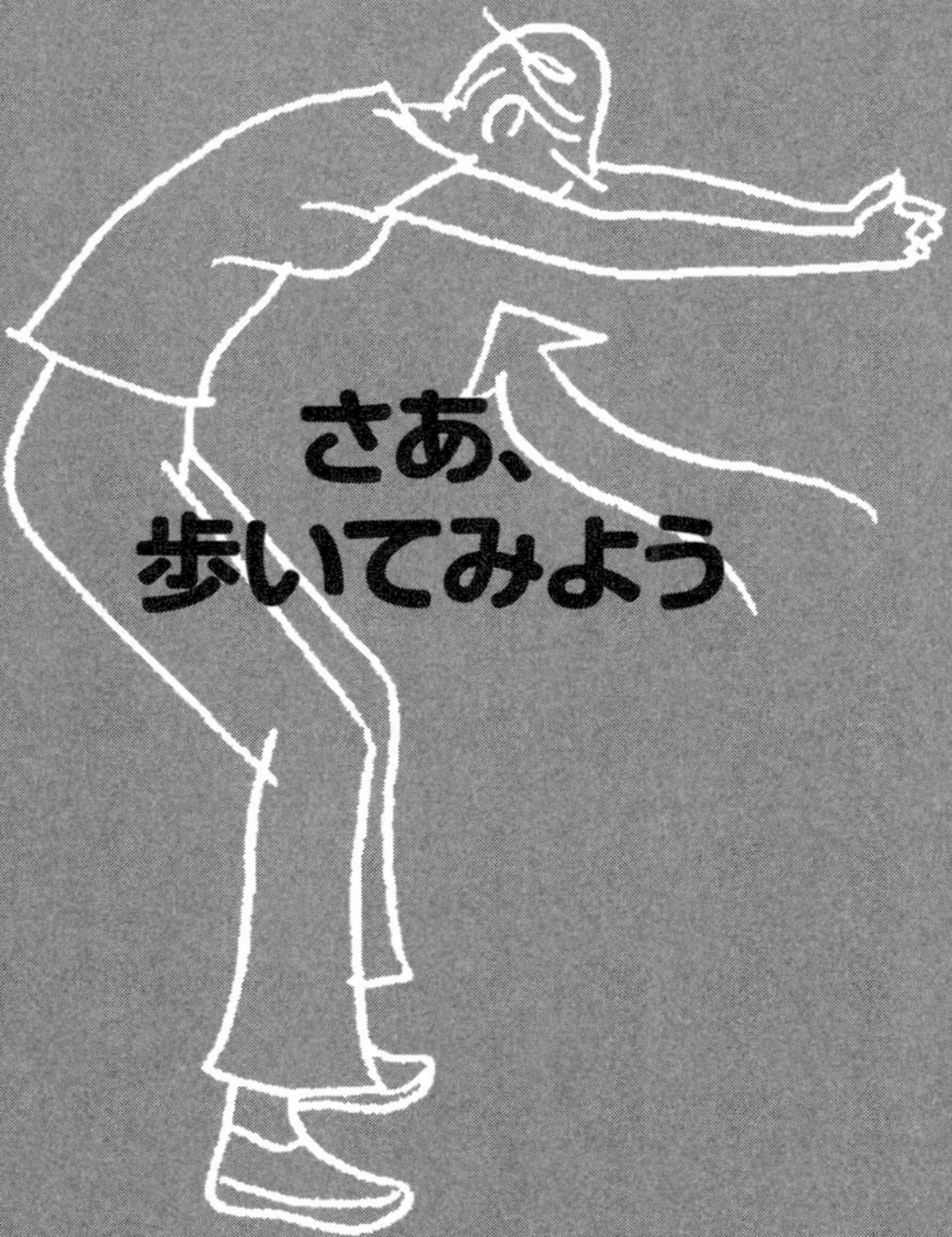

ステップ 1

歩くときの身支度

服装は動きやすいふだん着で

家の近所を数十分歩く程度のウォーキングなら、スポーツウェアをわざわざ用意しなくても大丈夫。基本的には、ふだんの動きやすい服装で十分です。

服装を気にするあまり、「準備できなければ歩けない」と思ってしまっては困ります。スーパーまでのお買い物や通勤の駅までの20分でも、立派なウォーキングタイム。そのたびに完全装備をする必要などありません。

ただし、下着はふだんから少し気を使ってほしいところ。吸湿性、発汗性、保温性など、季節に合わせた快適さを備えているものを、日頃から身につけるようにしてみてください。歩き心地や歩いたあとの快適さが格段に違います。

また、最近は動きやすい素材のふだん着がたくさんあります。ウールや綿よりも伸縮性があり、汗のケアもできる、軽くて動きやすい素材が開発されていて、お勧めです。

夏の日差しが気になる方は、帽子をかぶったり、UVカット機能のある素材の服を試してみてもいいでしょう。冬には、体温の上昇や発汗後の冷えに対処できるようなウェアを用意して、必要に応じて着脱してください。

歩くときの靴

最近は、ウォーキングシューズもデザインや形がよくなりました。フィット感があって、歩きやすく、足のトラブルが起きにくくなっています。また、足の運びを助けてくれるので、歩幅が広がり、早く歩けるような工夫がされています。

「歩きやすい靴」というと、日頃からはきなれて足に馴染んだもの、と思われるかもしれません。でも、長くはいているうちに素材が伸びてしまった靴などは、たしかに歩きやすく感じているかもしれませんが、要注意です。

外反母趾の問題が認識されるようになってから、「足全体を締めつけるのはいけない」という知識は広まりましたが、では幅が広ければそれでいいのかというと、そうではありません。

甲に締まりのない靴は、足裏の指のつけ根を支える横のアーチが落ちて平らになり、その分、足幅が広がる「開張足」の原因になるからです。

横幅がブカブカな靴とか、歩くたびにかかとがパカパカ落ちて、靴下がずり落ちてくるような靴では、よい歩きをサポートすることはできません。

理想の靴は、指先に少し遊びがありつつ、甲あたりを適度に締めて、足裏のアーチをサポートしてくれるものです。できれば、つま先や甲あたりの幅を、ひもで調節できるデザインがいいでしょう。

あとは、足の動きに合わせて、指のつけ根の部分で靴底がしなやかに曲がってくれれば、ふだん歩きには十分だと思います。

正しい水分補給について

スポーツのときには十分な水分補給を、という意識はすっかり定着してきました。これはとてもいいことです。暑い日や、激しくからだを動かして大量に汗が出るときには、薄めたスポーツドリンクをまめにとるとよいでしょう。

しかし、あまり汗をかかない買い物に行くときの10〜15分間程度のウォーキングだったら、家を出る前に水分をとり、帰ったらまたとる程度で大丈夫です。

とくに歩く前には、水分をからだに蓄えておきたいので、かならず飲むこと。ただし、コーヒーやある種のお茶のような利尿作用のあるものは、基本的には「水分」と考えないほうがいいでしょう。

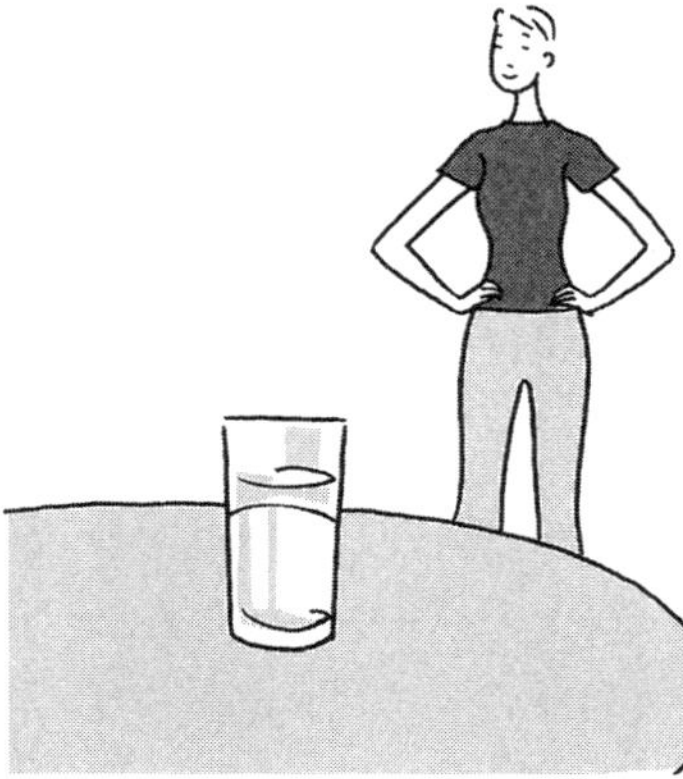

また、スポーツドリンクは、糖分がたくさん入っていますので、激しく汗をかいたとき以外は飲まないようにしましょう。せっかくたくさん歩いてカロリーを消費したのに、かえって太ってしまうこともあるからです。

ウォーキング便利グッズ

・腕時計

ウォーキングのときにあると便利な小物といえば、まずは腕時計でしょう。いつものコースを何分で歩いたかを計ったり、脈拍数を計るのは、もっとも基本的なデータになります。

・歩数計

次にはやはり歩数計でしょう。自分がどれだけ歩いているか、運動量が数字で具体的に確認できるからです。また、いつものコースを何歩で歩くかを計っておき、その歩数が減っていけば、歩幅が広がったことの証明にもなります。

最近の歩数計は小さく、歩くのに邪魔になることはありません。従来のポケットベルのような形のものから、腕時計型、ぶらさげ型など、さまざまなタイプのものが出ています。

歩数を計るときに気をつけたいのは、小刻みにチョコチョコと歩いて歩数を増やしても、あまり運動にはならない、ということです。小またで1万歩歩くより、大またで5000歩歩くほうが、じつは運動効果は高い——ということもあります。

その点、歩数計のなかには、運動として有効な歩数をカウントしてくれるものや、消費カロリーや脂肪燃焼量、歩行距離などを計測して記憶してくれるもの、パソコンとつないでデータ管理がしやすいものなど、いろんな便利機能つきのものが出ています。数値があがるのはやる気のもとですから、楽しんで使ってみてはいかがでしょう。

・UVカットグッズ

初夏から夏にかけて紫外線の強くなる時期には、帽子や長袖の服、UVカット素材の服、日焼け止めなど、お好みに合わせて用いてください。

ステップ2

はじめる前のチェック&ウォームアップ

今日の自分は「歩けるからだ」?

歩きはじめる前には、今日の体調を確認する習慣をつけましょう。からだも軽く元気いっぱい、というのならよいのですが、そういう日ばかりではないはずです。軽い疲れがあっても、歩くと体調がよくなることもありますし、ますます疲れてしまった……ということもあります。

そんなとき、歩く歩かないの判断をするのは、あなた自身です。ゆっくりウォームアップを行ないながら、体調をチェックしましょう。

毎日自分のからだと向き合っていれば、そのうち「今日は歩いてよさそうだ」とか、「今日はやめておこう」という判断がつくようになってくるでしょう。

もちろん、はっきりと体調がすぐれないという日には、ムリは禁物です。

また、高血圧や糖尿病などの持病のある方は、医師の指示を守って行なってください。

ウォームアップでからだが目覚める

とはいえ、ちょっとダルいからといって、しょっちゅう休んでいては、なかなか「歩けるからだ」にはなっていきません。

最初はダルくて歩く気がしなくても、ゆっくりウォームアップを行なっているうちに、からだが軽く感じられたり、関節の痛みが軽減していくこともあります。そんなときは、「軽い歩きだけでもいい」と気持ちを楽にもって、とにかく外に出てみましょう。

天気のせいでひざが痛むという人は、いつもよりストレッチを入念にしてみましょう。

また、お酒を飲んだ翌朝という場合、からだは軽い脱水状態に陥っています。水分を十分にとってから歩くようにしましょう。

ただし、コーヒーなど利尿作用のあるものは、水分補給にはなりません。

こんなときには要注意

・寝不足
・前日の疲れが残っている
・お酒を飲んだ翌日

こんなときにはウォーキング中止

・動悸がする
・息切れがする
・めまいがする
・いつもとは違うふらつき感がある

・胸に圧迫感がある
・熱がある
・歩いているうちに、関節痛や筋肉痛がひどくなっていく

次ページからは、3つのウォームアップメニュー「呼吸筋のストレッチ」「ふくらはぎのストレッチ」「股関節を柔らかく」と、さらに「歩きにくい人のためのプラスワンメニュー」をご紹介します。

ウォームアップのポイントは、急いで行なわないように注意すること。何秒と決める必要もありませんが、「できるだけゆっくりと」を意識しながら、呼吸を止めないように行ないましょう。

ウォームアップメニュー❶

呼吸筋のストレッチ

まず有酸素運動としてのウォーキングの効果をあげるために、呼吸筋をほぐして、たくさん空気をとり入れられるようにしておきましょう。運動を続けやすくもなります。

丸いカゴ抱え

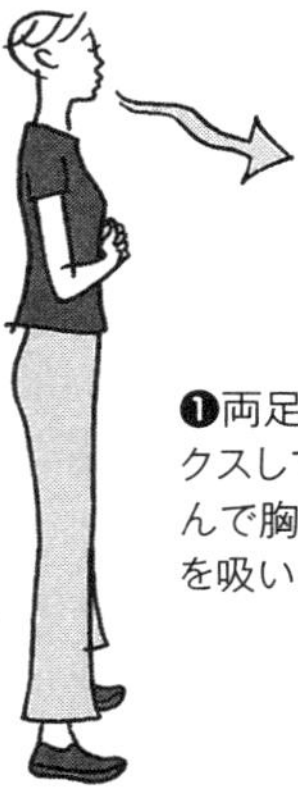

❶両足を肩幅に広げ、リラックスして立ちます。両手を組んで胸の前に置き、大きく息を吸います。

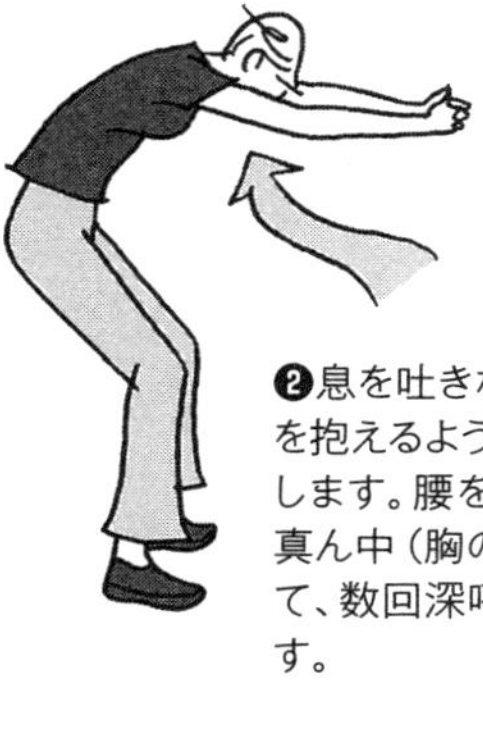

❷息を吐きながら、丸いカゴを抱えるように腕を前に伸ばします。腰を落とし、背中の真ん中（胸の後ろ側）を丸めて、数回深呼吸をくり返します。

のびのび〜

❶両足を肩幅に広げ、リラックスして立ちます。片手は腰にあて、もう一方の手を真上にギューッと伸ばしながら、深く息を吸いこみます。腰に手をあてた側の肩はおろしておくこと。

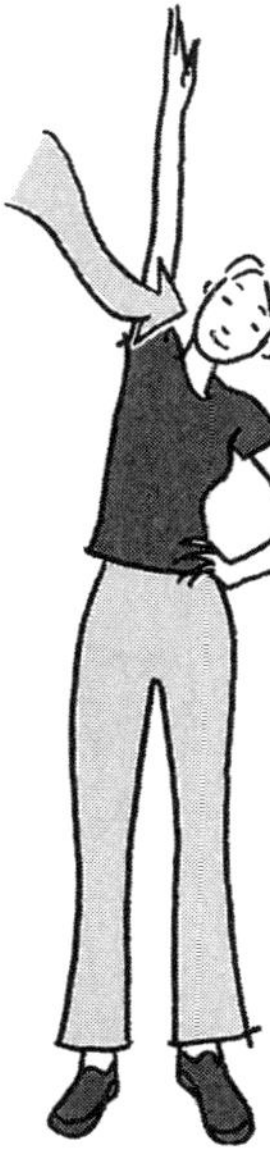

❷息を吸い切ったところで、あげていた手をストンと落としながら、一気に息を吐き出し、からだ全体を脱力させます。

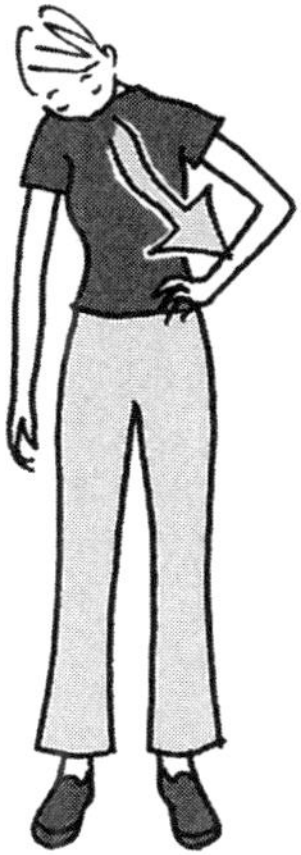

★左右、各3〜5回

開いて丸めて

胸をしっかり張って肋骨を開く

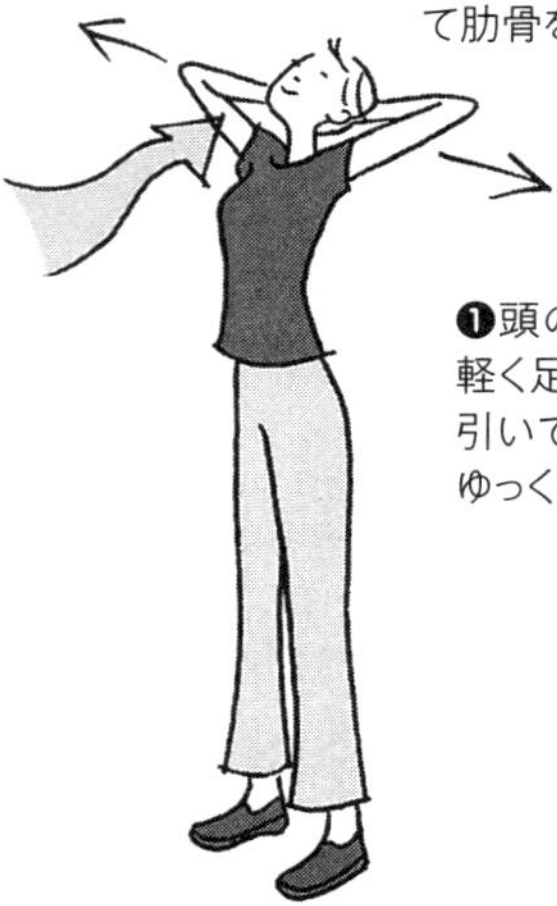

❶頭の後ろで手を組んで立ち、軽く足を開きます。ひじを後ろに引いて、目線を上にあげながら、ゆっくりと息を吸います。

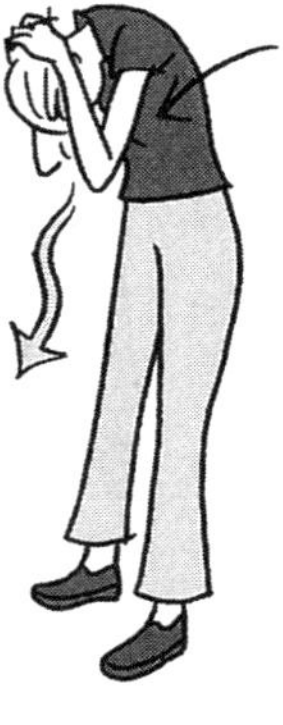

❷息を吸い切ったら、今度は息を吐きながらひじを前にすぼめ、背中を丸めていきます。首の後ろと肩甲骨のあいだが伸びていることを意識して。

★3~5回

ウォームアップメニュー❷ ふくらはぎのストレッチ

足を前後に開き、前に出した足の太ももか、イスの背もたれに手を置いて、体重を支えます。前に出したほうのひざを曲げて、体重をかけていきます。

★片足20秒×左右2回ずつ

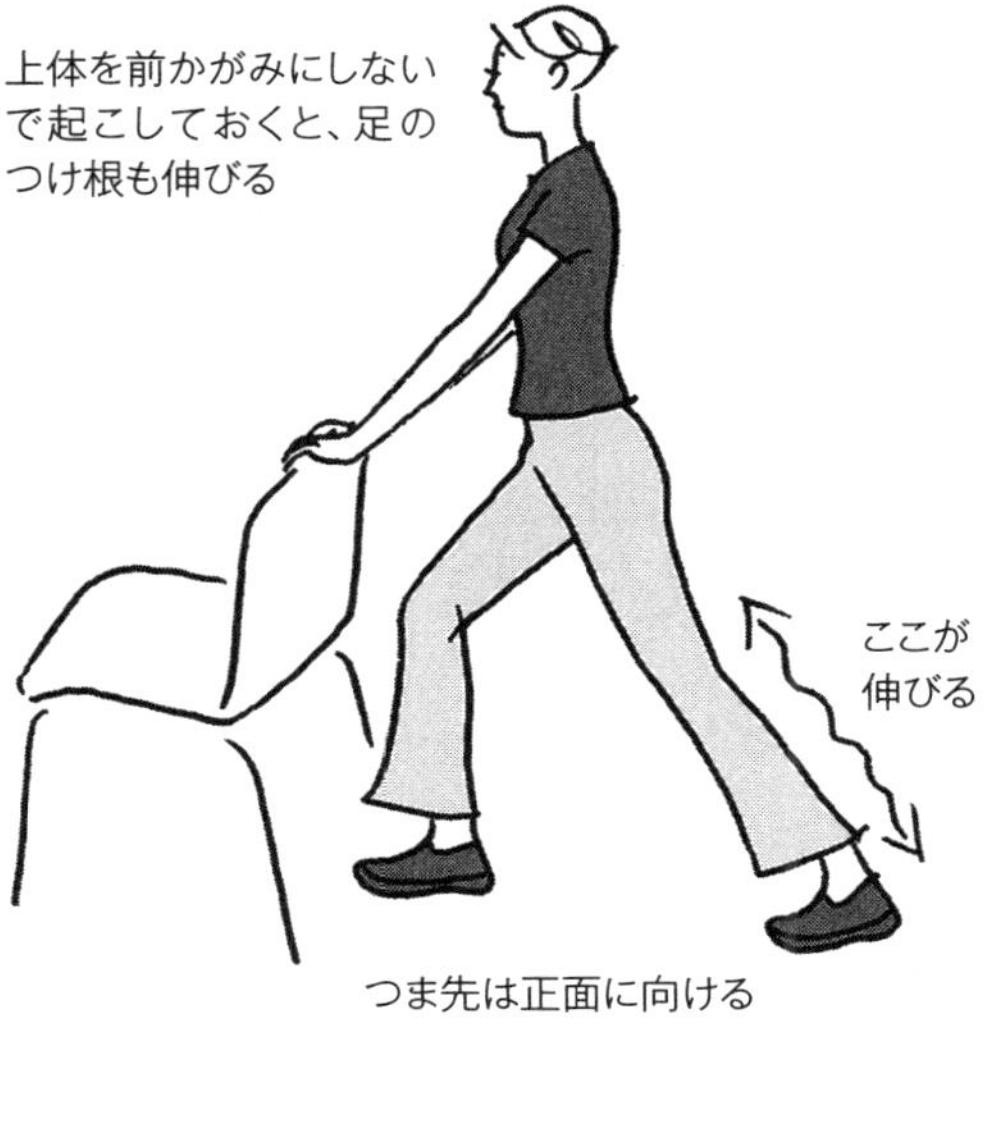
上体を前かがみにしないで起こしておくと、足のつけ根も伸びる
ここが伸びる
つま先は正面に向ける

ウォームアップメニュー❸

股関節を柔らかく

股関節が柔らかくなると足が前に出やすくなり、長期的には、胴体と足をつなぐ筋肉の強化にもつながります。

❶軽く足を開いて、手は腰にあてます。

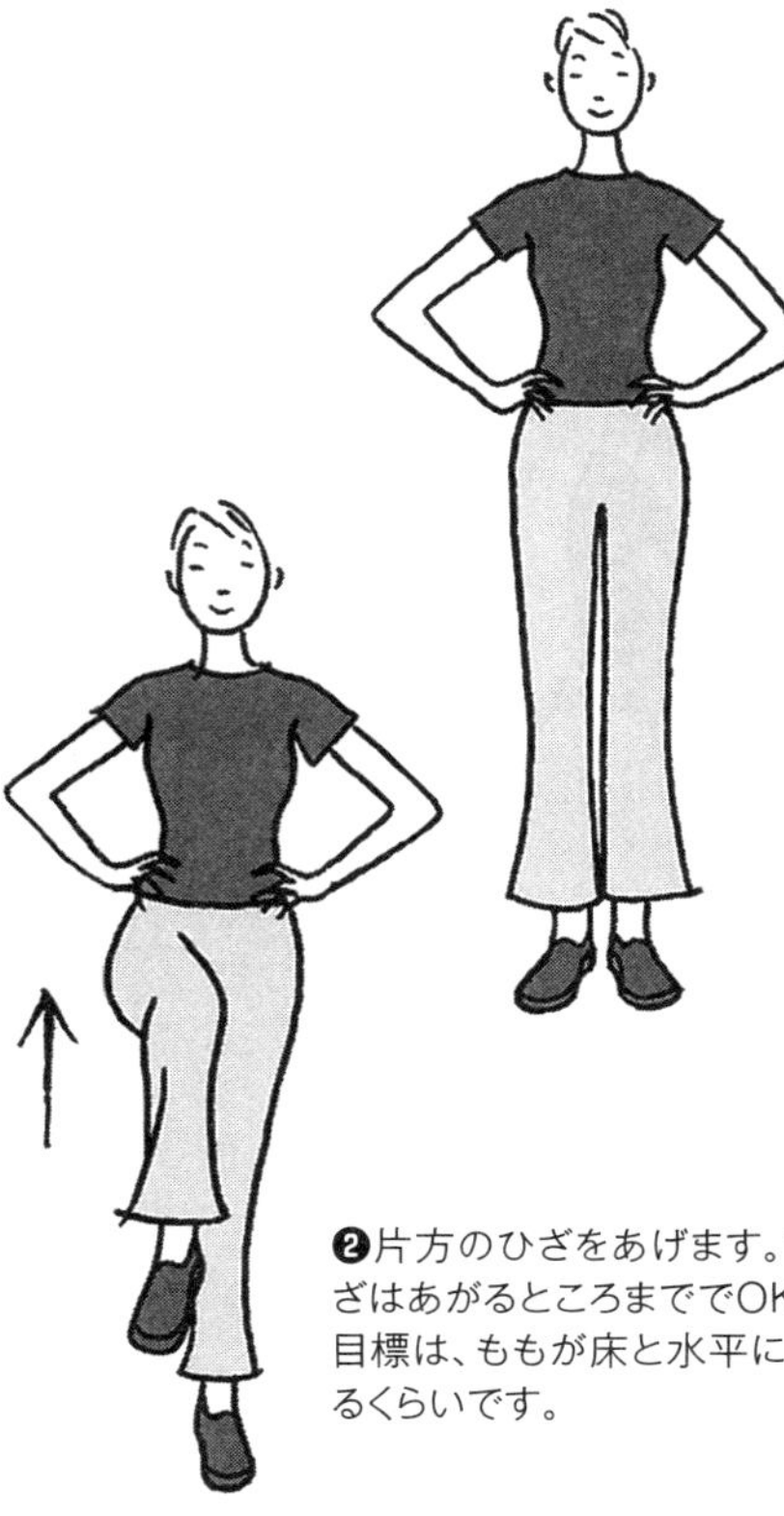

❷片方のひざをあげます。ひざはあがるところまででOK。目標は、ももが床と水平になるくらいです。

❸あげたひざをからだの外側に向かって円を描くように回しながらおろします。上半身は正面を向いて傾いたり横を向かないようにし、軸足をしっかりさせて、股関節だけを回すように意識しましょう。

★左右、各5〜10回

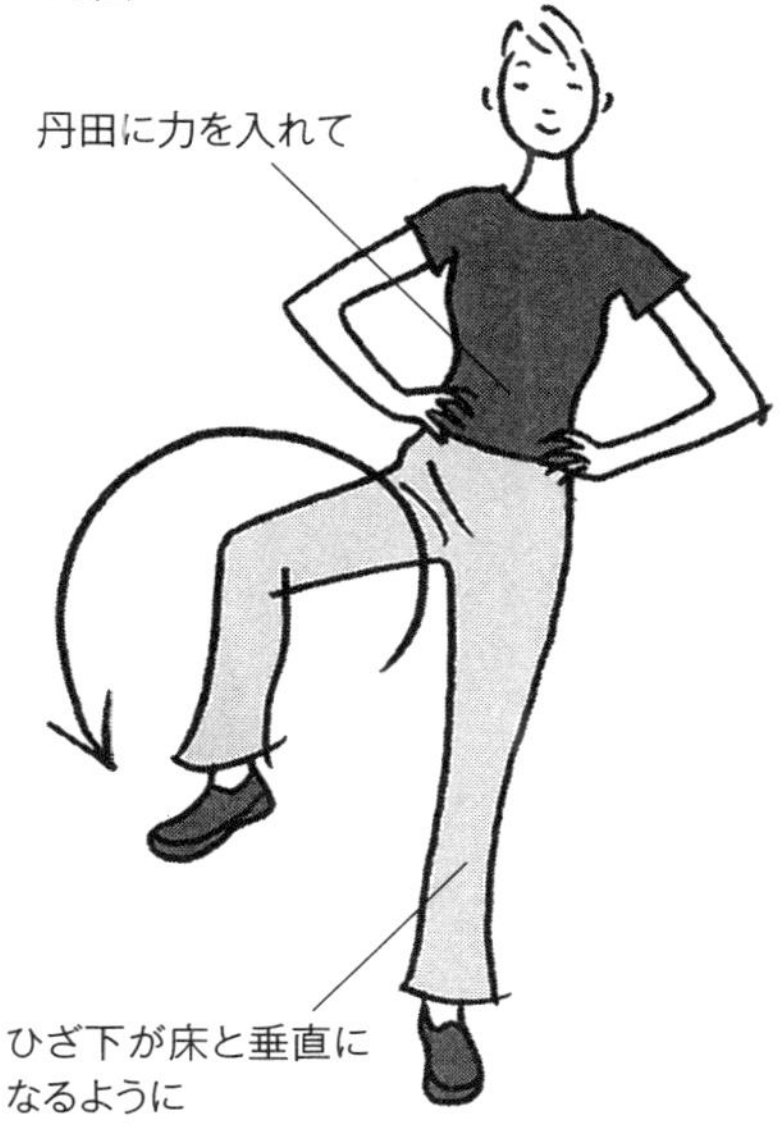
丹田に力を入れて
ひざ下が床と垂直に
なるように

足さすり

ももを温めて動きやすくするマッサージとストレッチの効果が得られます。血圧の変動の大きい人、ふらつきのある人は、頭をあまり動かさない範囲で行ないましょう。イスに座って行なってもOKです。

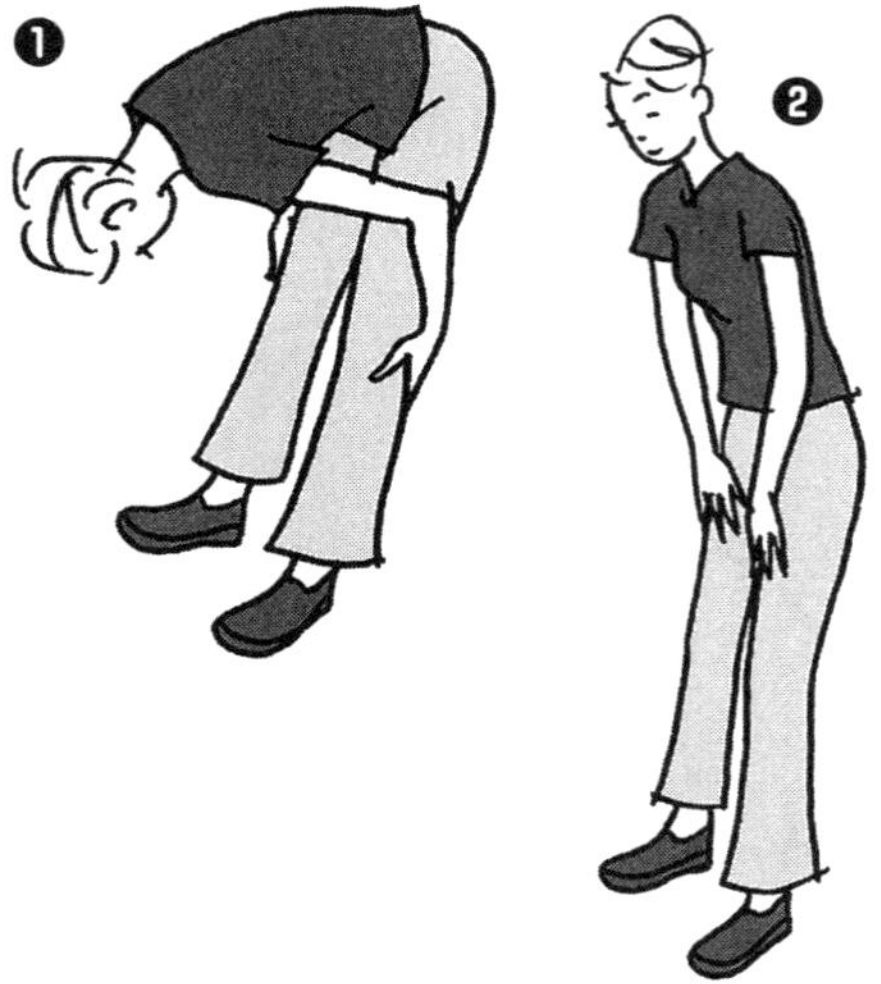

➊軽く足を開いて立ち、手は足のつけ根の外側に置きます。この状態からももの外側をさすりおろし、ひざのところで内側に回します。
➋ももの内側をさすりながら、元の姿勢に戻ります。

★10回程度

足首回し

壁に手をついてからだを支えながら、壁と反対側の足のつま先を床につけて、足首を回します。つま先があがるようになり、蹴り出しもよくなります。つまずきやすい方、捻挫しやすい方に。

★左右、各10回程度

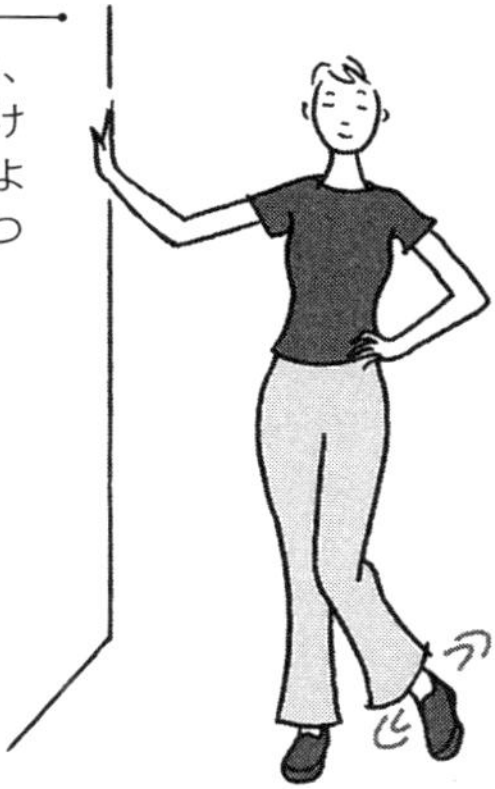

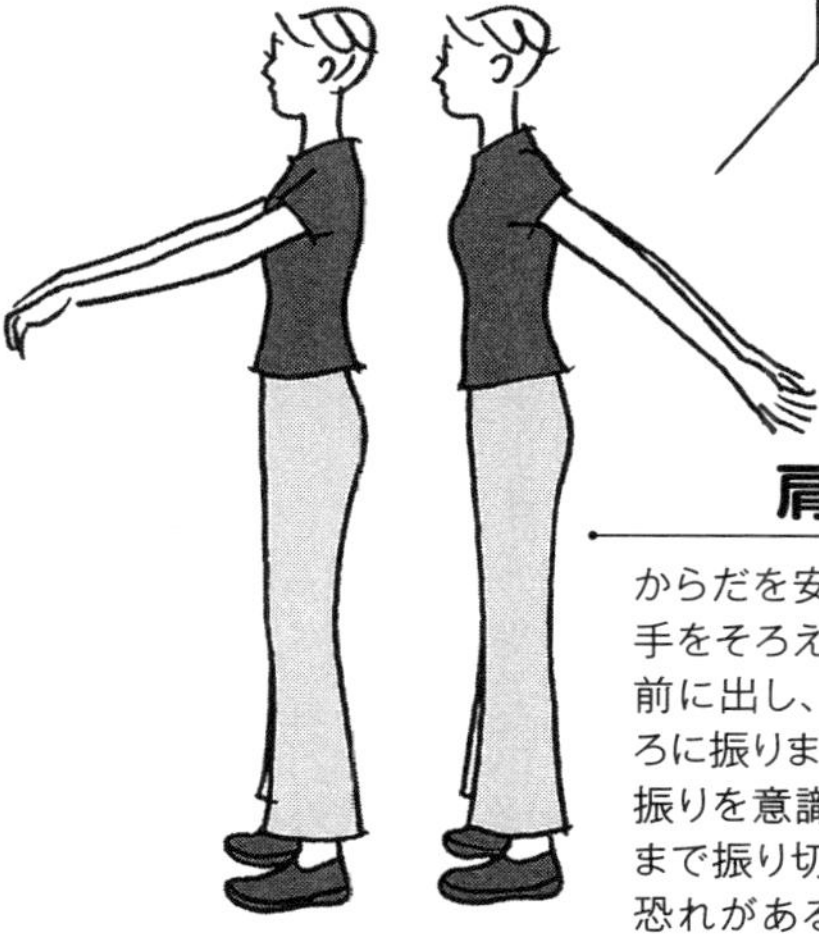

上体が動かないよう、下腹に力を入れて

肩ほぐし

からだを安定させて立ち、両手をそろえて息を吸いながら前に出し、息を吐きながら後ろに振ります。とくに後ろへの振りを意識して。一度に限界まで振り切ると筋肉を痛める恐れがあるので、少しずつ振りを大きくして、稼働域を広げていきましょう。

★20回程度

ステップ 3

基本の歩き方をマスターしよう

正しい立ち姿勢を思い出して

ウォームアップが済んだら、さあ、いよいよ歩きはじめましょう。

その際、玄関先で自分の立ち姿勢をチェックする習慣をつけましょう。正しいウォーキングのための第一歩なので、60ページでご紹介した、「正しい立ち姿勢」を思い出し、確認してみてください。

お尻を締める、息を吐いて背中をゆるめる、あごの下に指3本など、ひとつずつ意識しながら行ないます。

姿見があれば目で見てチェックしましょう。自分のからだを見ることで、「ああ、いま自分は疲れているな」とか「もっと楽な姿勢で歩こう」という自覚ができるでしょう。

歩くときも、上半身は正しい立ち姿勢の状態をキープしましょう。この状態を保ちながら、からだを前に前に進めていくのがいい歩き方です。

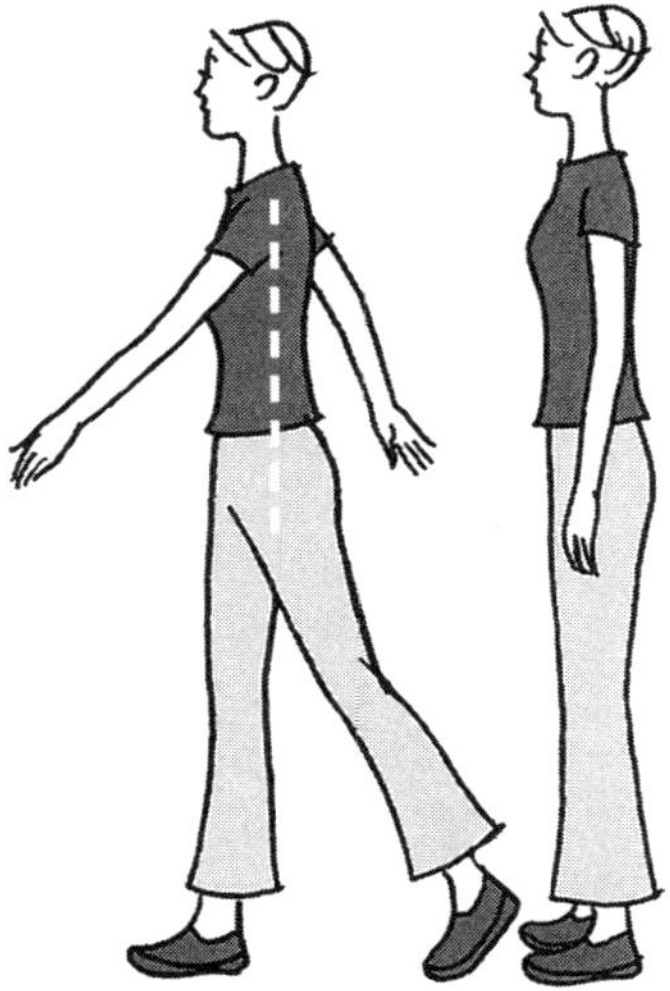

腕の振り

腕の振りのポイントには、「左右のバランス」と「前後のバランス」とがあります。

まず、左右のバランスですが、腕はまっすぐ前後に振りましょう。手を横に振ってしまうのは、からだのひねりをつくり出し、骨盤の安定を欠くので、よくありません。

また、前後の振りのバランスも大切です。

手を前に振り出すのは簡単にできても、後ろにはきちんと引けていない人が多いもの。手を後ろに振ると、自分でもビックリするほど、からだは前に前に進んでいくので、意識してしっかり後ろに手を引きましょう。

荷物を持っているときは、持っていないほうの手だけでも振り、ときどき荷物を左右持ち換えましょう。

歩くのが遅い方は一度、試してみてください。進みやすくなりますよ。

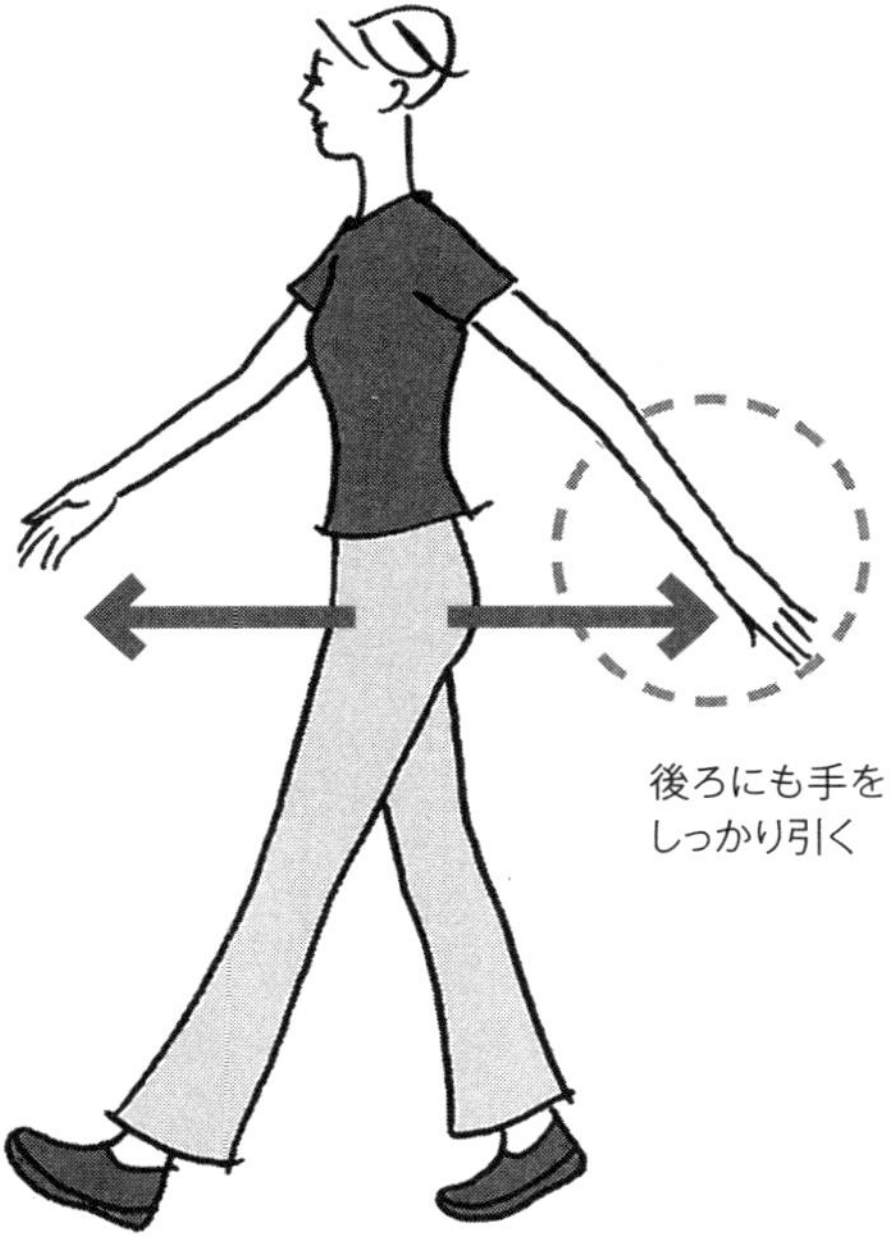
後ろにも手を
しっかり引く

足の運び

足の運びの基本は、自然につま先が上がった状態でかかとから入り、親指のつけ根から指先へ抜けるように地面から離れます。

歩きはじめの数十歩は、足裏全体が地面についたときに、足指で地面をつかむように意識してみると、足の運びがよくなります。また、足先が内またや外またになっていると足のトラブルにつながりやすいので、つま先は正面を向けるようにしましょう。

歩幅は大きいほうが運動効果が高いのはたしかです。ただし、からだの準備ができていないうちの大また歩きはよくありません。よく、腕を前に大きく振りながら、元気よく大またで歩く人をみかけますが、それは腰にもひざにも負担がかかってしまいます。

歩幅を広げたいなら、腕を今より少し大きく振るとよいでしょう。自然と広がります。

重心

歩くということは、からだの重心を前へ前へと運んでいくことです。

上半身の正しい姿勢を維持しながら、重心を前へ運ぶためには、着地した足の「股関節のすぐ下に足の裏があるような意識」で歩いてみましょう。これを意識するだけで、ちゃんと重心が足の上に乗り、歩き全体がよくなります。

また、おへその下の力が抜けていると、腰がグラグラして安定せず、股関節が左右にぶれたり、腰が引ける、骨盤を前屈させて歩くといった、からだをゆがませる原因となってしまいます。

下腹、いわゆる丹田に力を入れる習慣をつけましょう。

前へ進むには、あごがポイント。グッと引いていると、重心はどうしても後ろにいってしまうので、基本のいい姿勢の状態でほんの少しあごが前に引っ張られるように、顔から前に進めていきましょう。

速度

速度がアップするということは、つまり、重心の移動が早くなるということ。重心をスムーズに前に進めるためには、腕の振りを大きくすることです。腕の振りによって、足幅は広がります。「何分間であそこまで行こう」と、速度をあらかじめ決めて、小またで急ぎ足をするのは、いい歩きとはいえません。

はじめに速度を決めるのではなく、腕の振りを大きくして、足の押し出しを強めていけば、おのずと速度はアップします。足幅は、その結果としてついてくるものです。

歩きの組み立て

運動効果を上げるには、ウォームアップ↓メインエクササイズ↓クールダウンの組み立てで行ないます。ウォーキングでも同様に、歩きの組み立てを考えることが大切です。

まず、歩きはじめは少しゆっくりめにして、3～5分のあいだに、少しずつスピードをあげていきます。

最もウォーキングの効果が高まるのは、ペースが安定してからです。基本の姿勢をちゃんと意識して、しっかり歩きましょう。

その後のクールダウンには、最後の1～3分程度を使いましょう。

たとえば、10分間歩くときには、最後の1分くらいをゆっくり歩きましょう。出勤時、駅まで歩くというような場合は、最後までしっかり歩き切り、改札からホームまではふつうの歩きにしていけば、それでもクールダウンをしたことになります。

一番危ないのは、電車やバスへの飛び乗りです。最高に脈拍や血圧があがったところで電車に飛び乗り、急に止まると、足へいった血液が心臓に充分戻らず、脳や心臓が虚血《きょけつ》を起こして倒れたりする恐れがあるからです。

ステップ 4

クセ歩きカウンセリング

からだのゆがみや筋肉の衰え、姿勢や歩き方に対する間違った意識によって、さまざまなクセ歩きが生まれ、それがからだのゆがみを助長します。ここにご紹介する11種類のクセ歩きから、ご自分にあてはまるものを探してみてください。

クセ歩きカウンセリング❶ O脚

先天的なものもありますが、生活習慣によって助長されていることが多いもの。O脚を放っておくと、ひざ、足首、股関節に痛みが生じ、変形性関節症を引き起こしていきます。また、日常歩いているときに、自分の足につまずくこともあり、転倒の危険性も高まります。

O脚の人は、ももの内側の筋肉がゆるんでいることが多いので、この筋肉を強くすることが必要です。

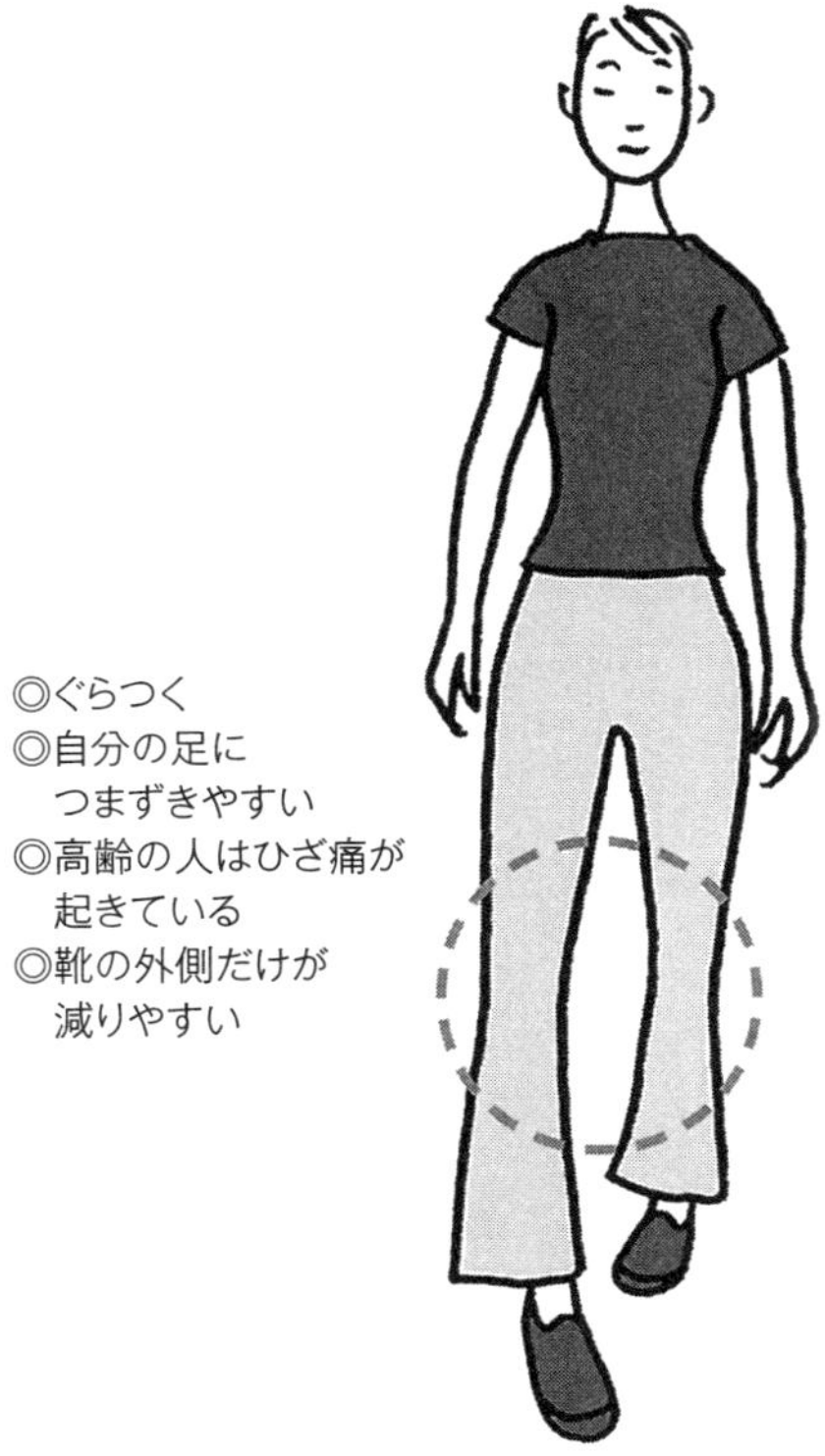
◎ぐらつく
◎自分の足に
つまずきやすい
◎高齢の人はひざ痛が
起きている
◎靴の外側だけが
減りやすい

歩き方アドバイス

このタイプの人の転倒の原因は、おもに自分の足につまずくことです。後足のつま先を前に運ぶときに、前足に引っかけてしまうわけです。高齢の人はとくに注意しましょう。

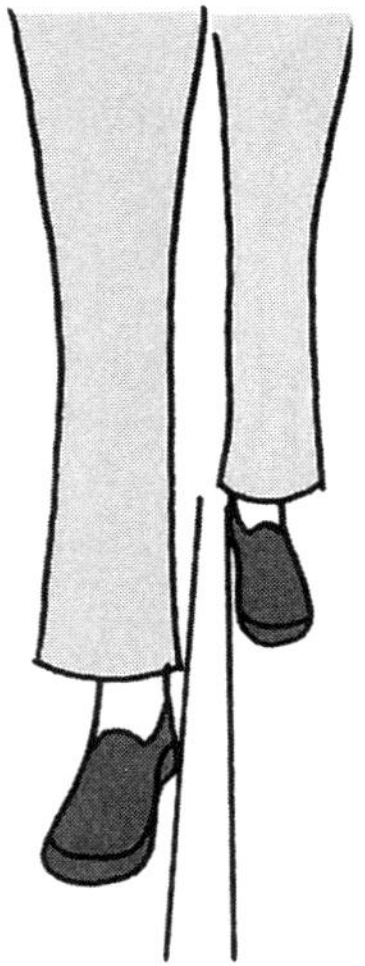

足は一直線上に運ぶのではなく、10cm幅のラインをイメージして、そのラインの外側にかかとが乗るように運んでみましょう。

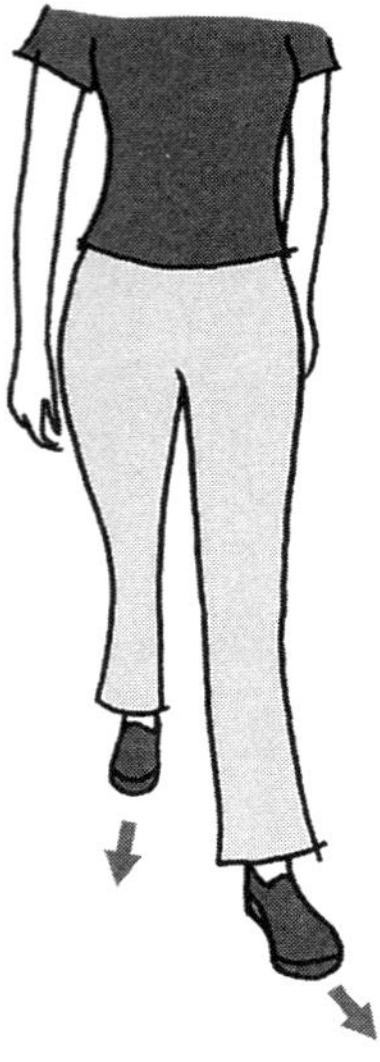

ももの内側から足を前に出すつもりで、外股ぎみに足を前に運びましょう。ひざの向きも矯正できます。

矯正エクササイズ

足指で地面つかみ

O脚の人にはペタペタと足裏全体で歩く人が多く、後足の親指でしっかりと地面をとらえられず、小指側で蹴り出してしまいがち。靴の外側が減りがちなのはこのためです。この矯正エクササイズで親指をきちんと使って歩けるようになると、ももの内側の筋肉が強くなってきて、O脚もおさまってきます。

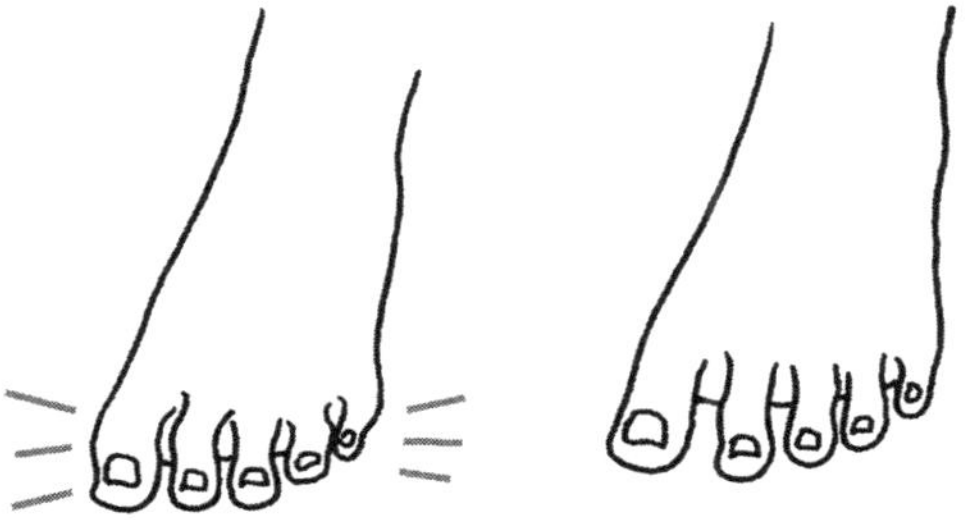

立って、足の指でギューっと地面をつかみ、ゆるめるのを10回くらい行ないます。
歩くときには、後ろ足の親指や第2指でしっかりと押し切ると、まっすぐ足を運べます。ひざを内側に入れてO脚を直そうとするのは、OX脚の原因になるので×。ひざではなく、蹴り出す足の指で直すのがポイントです。

＊関連エクササイズ

〔内また・外また〕P.71 〔バレリーナ〕P.80
〔足指ジャンケン〕P.81

クセ歩きカウンセリング❷

胸張り、腰反り

このタイプは、あごを引いて胸を張って歩いているので、一見「姿勢がいい」といわれますが、背中から腰にかけて痛みを感じていることが多いものです。中年以降になると内臓脂肪や皮下脂肪がつきはじめ、徐々に腰が反りはじめる人も。自覚がない人が多いので、とくに男性は注意してください。頑固な腰痛や脊柱間狭窄症の原因にもなります。

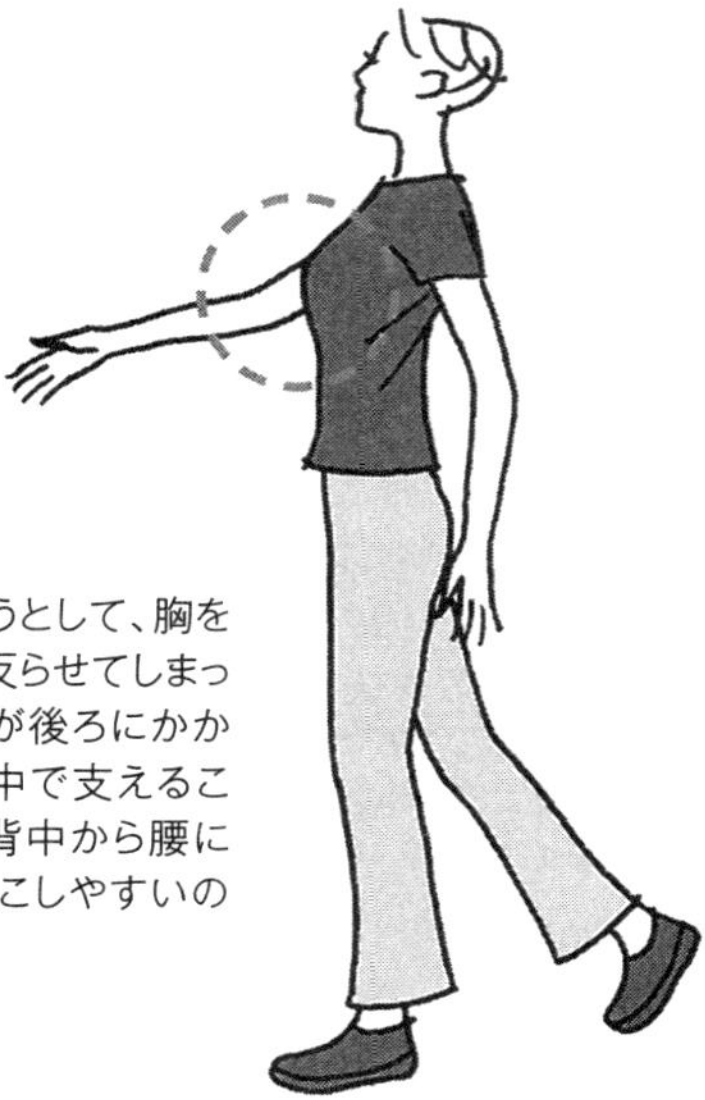

胸張りタイプ

いい姿勢をとろうとして、胸を張ることで腰を反らせてしまっています。重心が後ろにかかるのを、腰と背中で支えることになるので、背中から腰にかけて痛みを起こしやすいのです。

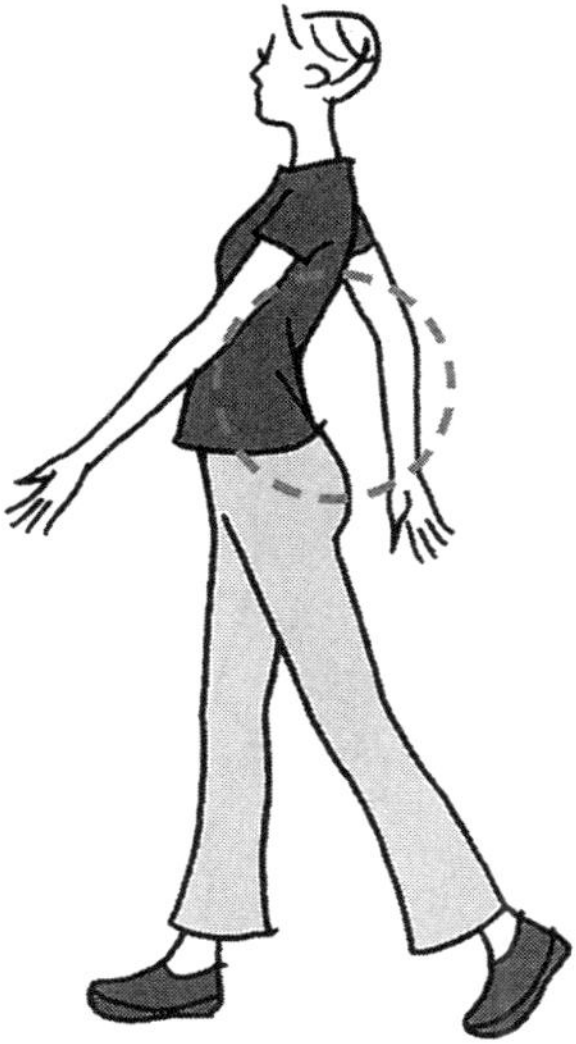

腰反りタイプ

妊婦さんやメタボの男性は要注意。からだを起こして重いお腹とバランスをとるため、腰が疲労を起こして痛むこともあります。

女性の場合は、いわゆる〝いい姿勢〟をしていて、柔軟性があるためお腹の力を抜いて立ってしまっている人や、ハイヒールをはいている人などに見られます。

歩き方アドバイス

このタイプの人は、「自分はいい歩き方をしているのに、なぜ腰や背中が疲れるのだろう」と思っていることが多いもの。正しい立ち姿勢の基本を見つめ直しましょう。

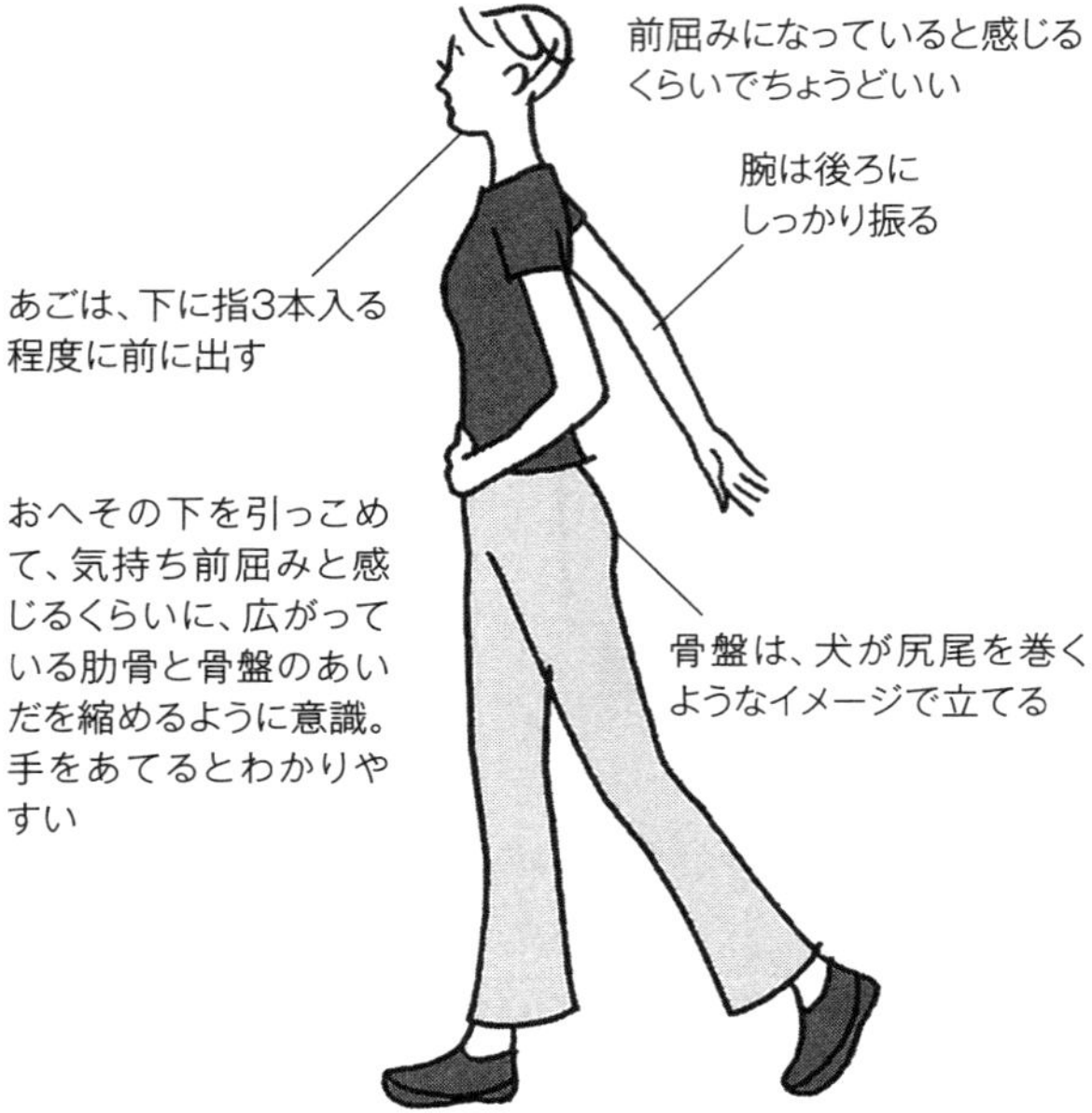
前屈みになっていると感じるくらいでちょうどいい
腕は後ろにしっかり振る
あごは、下に指3本入る程度に前に出す
おへその下を引っこめて、気持ち前屈みと感じるくらいに、広がっている肋骨と骨盤のあいだを縮めるように意識。手をあてるとわかりやすい
骨盤は、犬が尻尾を巻くようなイメージで立てる

矯正エクササイズ

原始人歩き

反り腰の人は、腰まわりがこわばっているので、意識をするだけではなかなかリラックスできません。エクササイズで、引っ張りすぎて収縮している腰と背中の筋肉をゆるめてあげましょう。

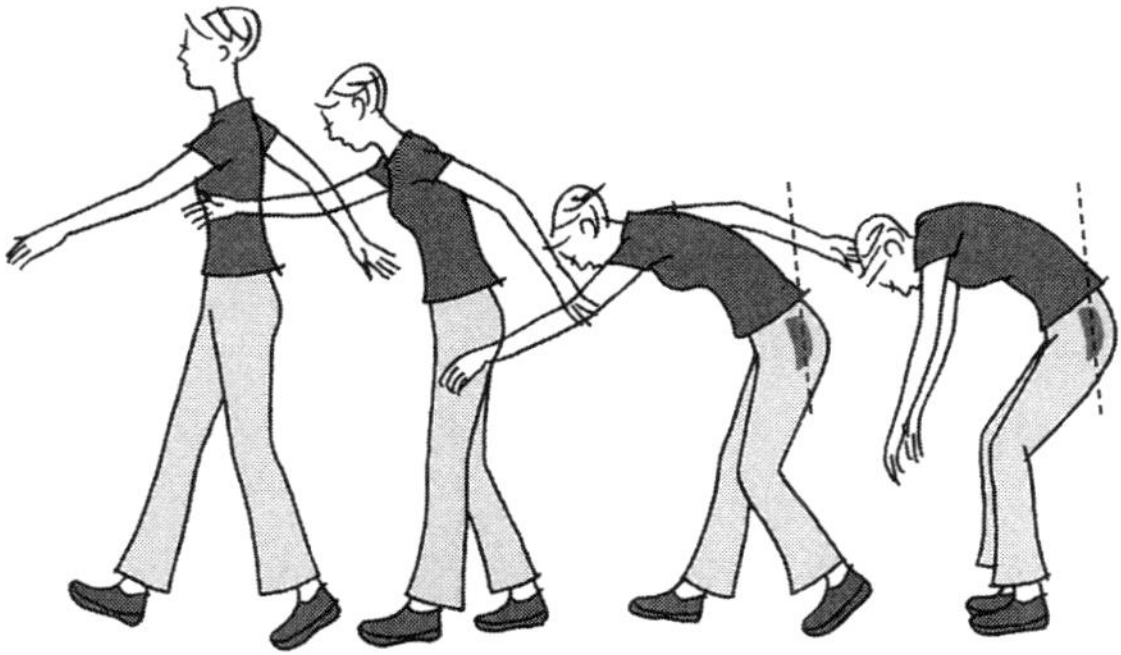

足をそろえて立ち、からだを深くかがめて、ひざをゆるめ、両手をダランと垂らします。このとき、お尻をつき出さないように、尻尾を巻きこむようなイメージで腰を丸めます。その姿勢のまま歩きはじめ、徐々に上体を起こしながら、10歩くらいで立ちあがりましょう。腰が楽になります。

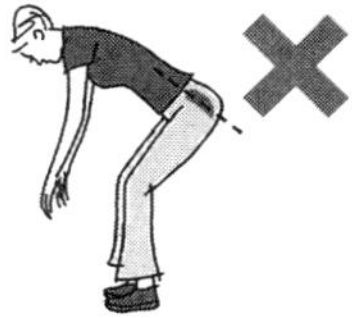

骨盤が前傾してはダメ

＊関連エクササイズ

〔鳥の首振り〕P.67　〔ロープ引き〕P.69
〔座ってロープ引き〕P.76

クセ歩きカウンセリング❸

よく抜かされる

道を歩いていて、よく人に抜かされてしまう人は、すり足で、からだの重心が後ろに傾き、からだが前になかなか進んでいってくれません。

全身の筋力が低下していることが原因のひとつと考えられますが、からだのどこかの痛みをかばっていたり、足の運び方や腕の振り方に問題があることも多いようです。

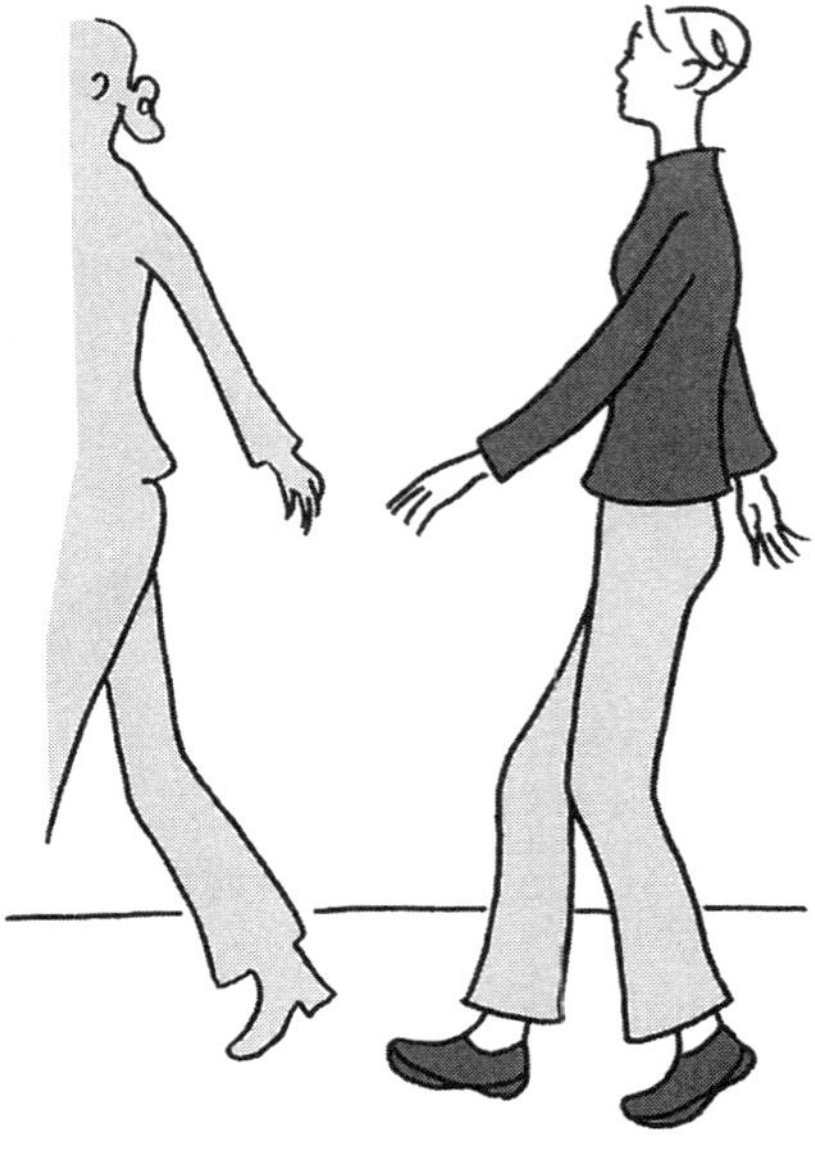

歩き方アドバイス

重心を前に運ぶということは、前に進む勢いをつけるということ。腕をしっかりと後ろに振りましょう。また、足の指が浮いて使っていないため、蹴り出しができていないことも。重心を前に傾けようと、からだを「くの字」に曲げるのではなく、腕と足先の2カ所を意識しましょう。腕の振りで推進力をつけ、足でしっかり地面を押し切れば、自然と足幅も広がってきます。

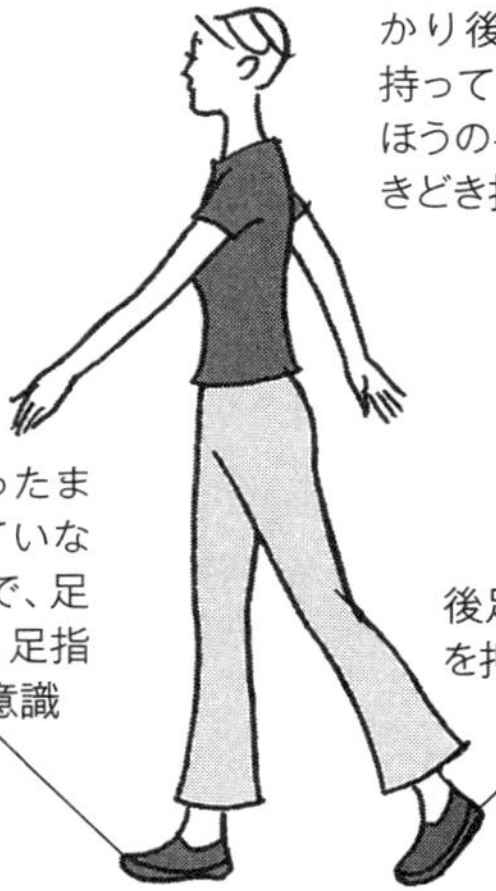
腕をまったく振っていないか、前にばかり振っていることが多いので、腕はしっかり後ろに振る。荷物を持っていたら、空いているほうの手をしっかり振り、ときどき持ち手を換える
つま先があがったまま地面に触れていない人が多いので、足が着地したとき、足指を下ろすように意識
後足は、親指で地面を押し切るように

矯正エクササイズ

四つ足歩き

4本足の動物になったつもりで、前足（手）で草をつかんでは引き寄せ、からだを前に運ぶような意識で、10～20歩ほど歩いてみましょう。腕の振りと足の運びの協調性を高め、からだを前に運ぶ感覚が身につきます。

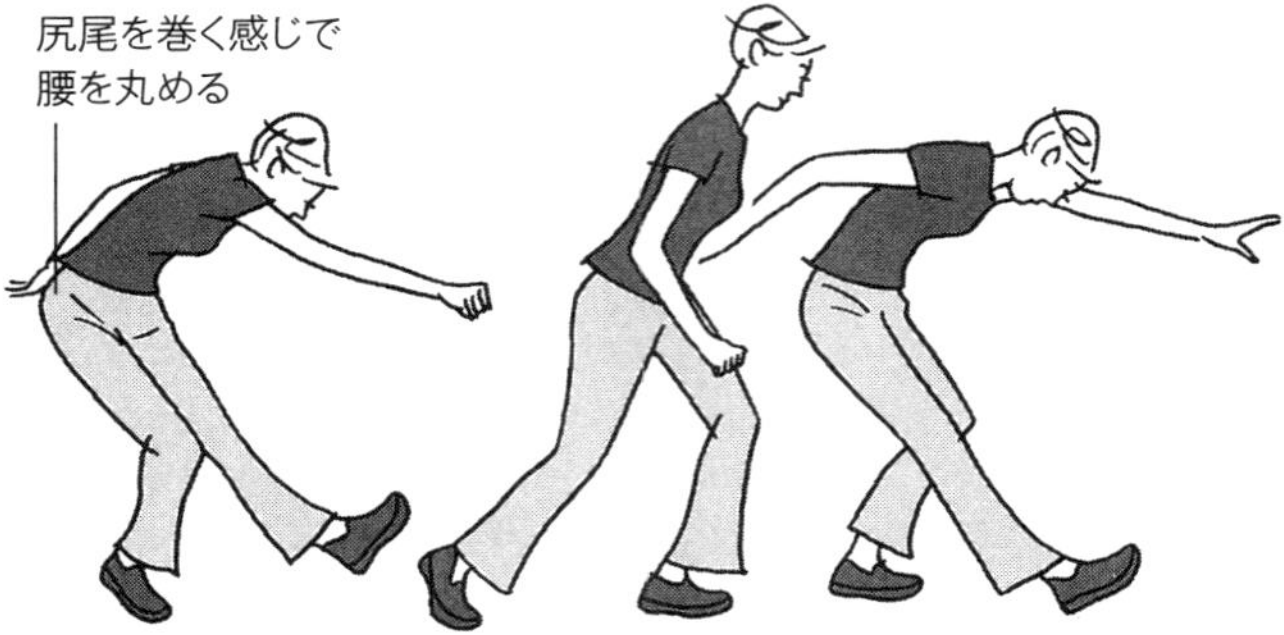

からだを前に屈めて、右手と左足を前に出します。視線は床を見ましょう。

つかんだ草をぐいっと後ろに引っ張るイメージで、後ろに引き寄せると同時に、左足に体重を乗せます。

反対側も同様にくり返します。

＊関連エクササイズ

〔エンヤトット〕P.73 〔ちょーだい！〕P.75
〔座ってロープ引き〕P.76 〔座ろうかなスクワット〕P.77

クセ歩きカウンセリング❹ ネコ背

ネコ背とは、肩甲骨のあたりが丸く、前傾している状態です。腹筋よりも背筋が弱いこともひとつの原因です。

若いうちは姿勢をよくすれば直ることも多いのですが、高齢になると、関節が硬くなって、丸まった背中を伸ばせなくなってしまいます。それをムリやり直そうとして上体を起こすために、背中ではなく腰を反らせたり、ひざを曲げて上体を立てるといった現象が起こり、さまざまな痛みの原因をつくってしまうのです。また、首が前に出るため、首に痛みやこりを起こしやすくなります。

典型的なネコ背

背中が丸まり、首が前傾している

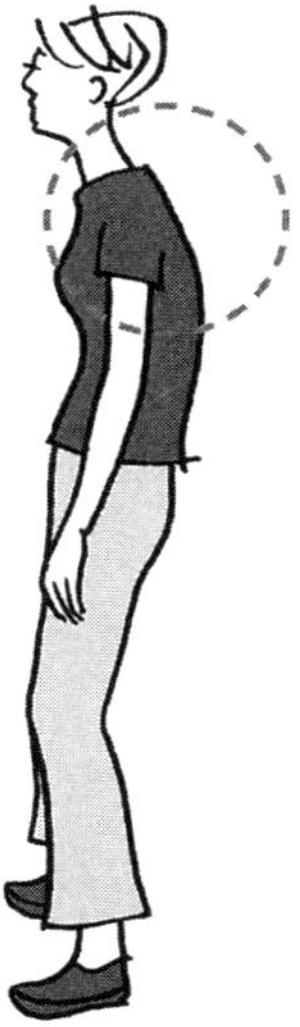

歩き方アドバイス

誤った直し方の典型例

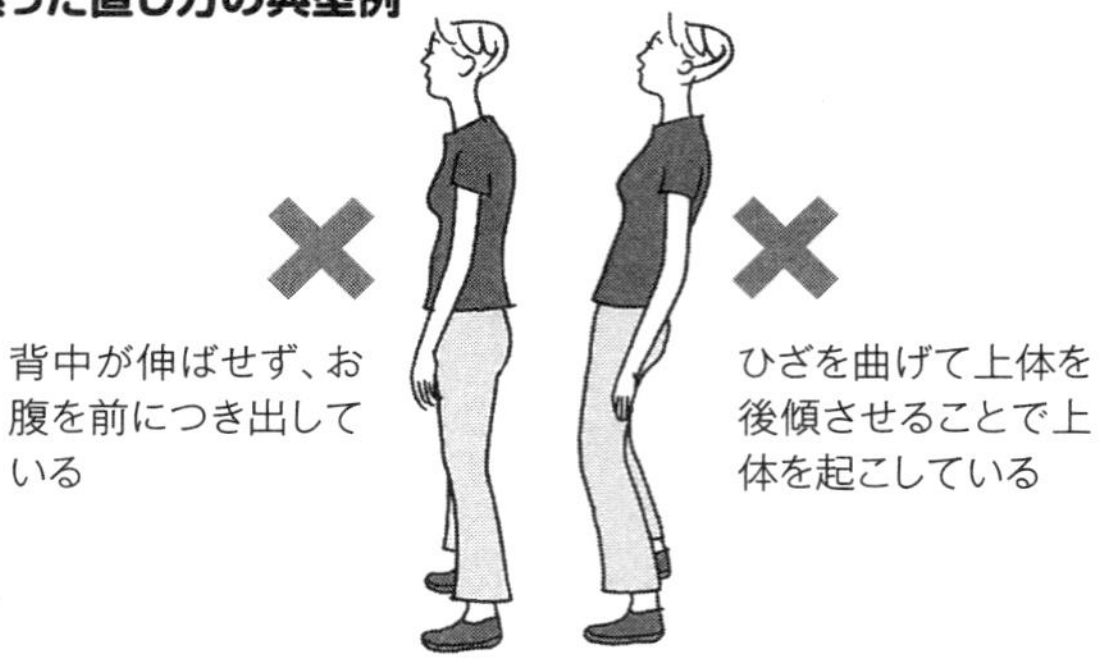
背中が伸ばせず、お腹を前につき出している
ひざを曲げて上体を後傾させることで上体を起こしている

正しい意識の仕方

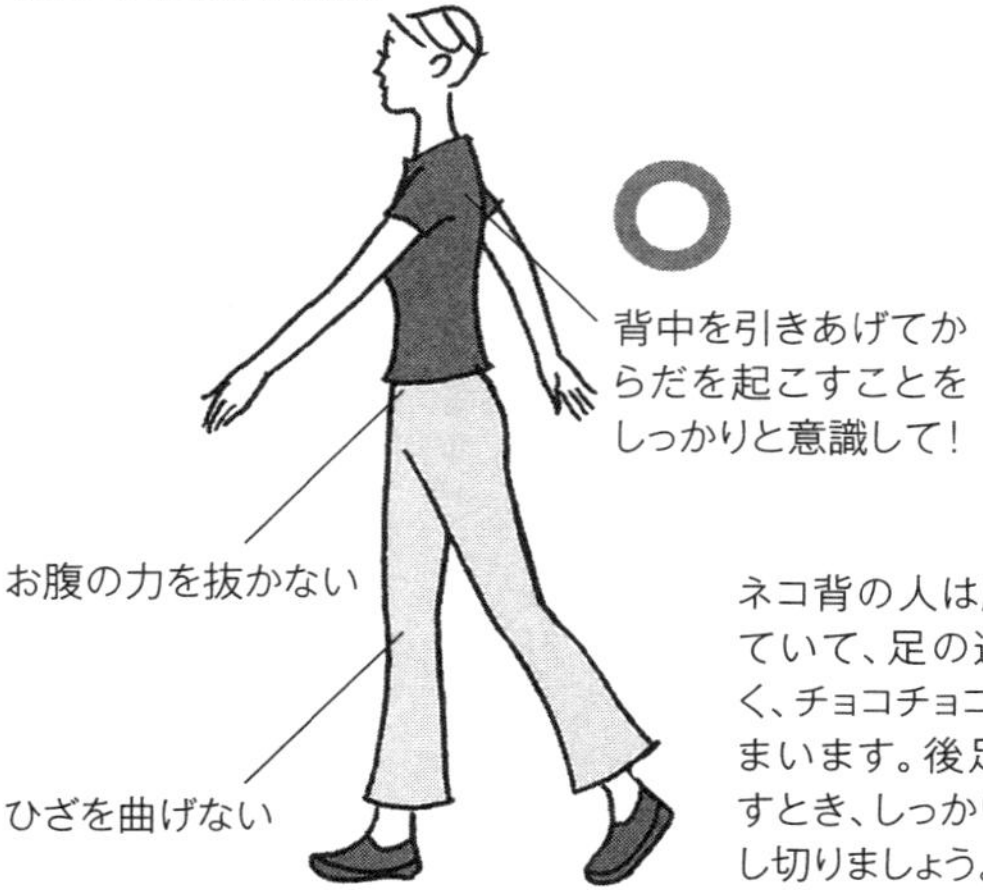
背中を引きあげてからだを起こすことをしっかりと意識して!
お腹の力を抜かない
ひざを曲げない

ネコ背の人は腰も丸まっていて、足の運びも小さく、チョコチョコとなってしまいます。後足を蹴り出すとき、しっかり地面を押し切りましょう。

矯正エクササイズ

肩のストレッチ

胸の筋肉が縮んでいることが多いので、ゆるやかに伸ばしましょう。ひとりで胸のストレッチをしてもよいのですが、誰かに助けてもらうと、気持ちよく胸が伸びます。

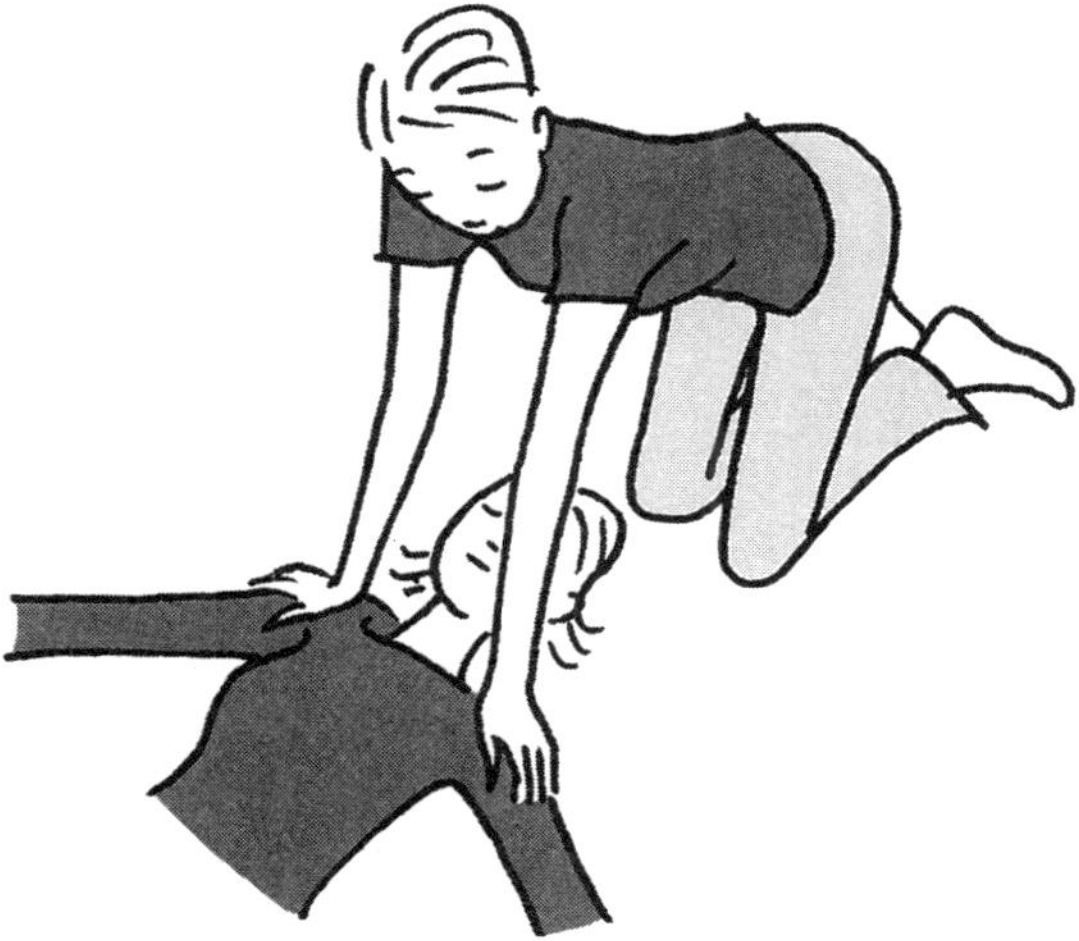

床にあおむけになり、上から肩をやさしく押してもらいましょう。押さえる人は、ムリに体重をかけたり、勢いをつけたりしないこと。

＊関連エクササイズ

〔ちょうちょ〕P.66　〔ほふく前進〕P.68　〔パントマイム〕P.74
〔ちょーだい！〕P.75

クセ歩きカウンセリング❺ つまずきやすい

つまずきやすい人は、足を運ぶとき、つま先がきちんとあがっていないか、足が上にあがらないことが原因です。

足を前に出すときにつまずいてしまうように思われがちですが、実際には、足を後ろで蹴り出したあと、前に引き寄せるときに起こることが多いので、なかなか意識できません。足先を引き上げる力と、足とからだをつないで足全体を持ちあげる腹筋の力をきたえることが大切です。

また、骨盤が左右どちらかに傾いているために、左右の足の長さが違ってしまい、長いほうの足が余ってつまずく、という人もいます。この場合は、靴屋さんに相談してみましょう。

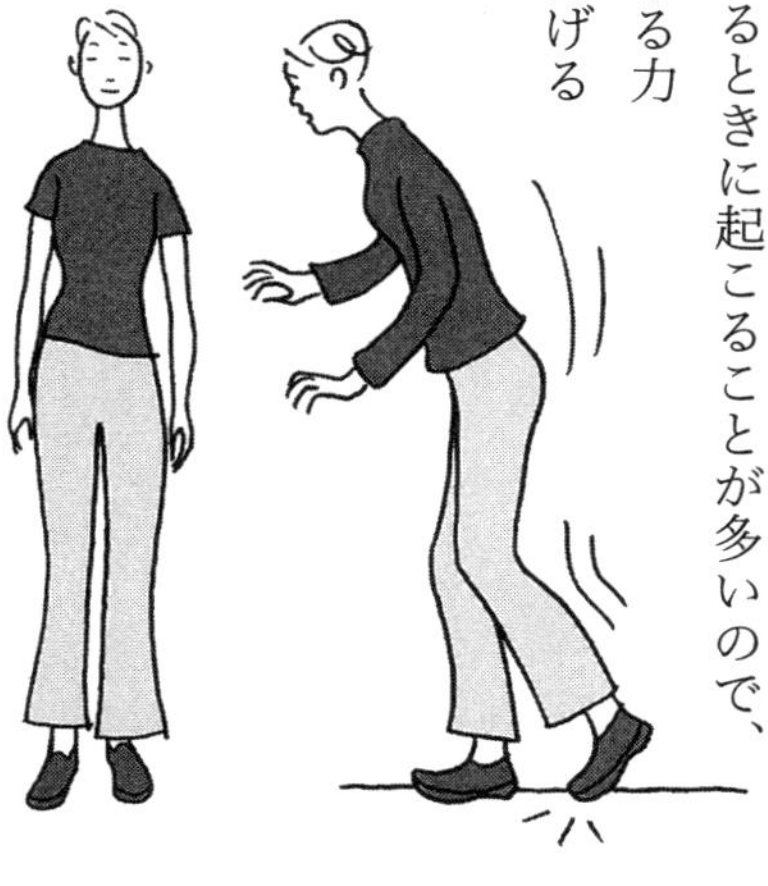

歩き方アドバイス

「つまずかないだろうか」と怖がってばかりで、うつむいているので、さらに背中が丸まってチョコチョコ歩きになってしまう方が多いようです。足の運びはお腹に任せて、前をしっかり見て歩きましょう。

おへその下に力を入れると、骨盤が安定するので、足があがりやすくなる。試しに、ももを持ちあげることは意識せず、ただお腹の下に力を入れて歩いてみて
前に出した足指で地面をしっかりつかみ、後足で押し切るときに離す

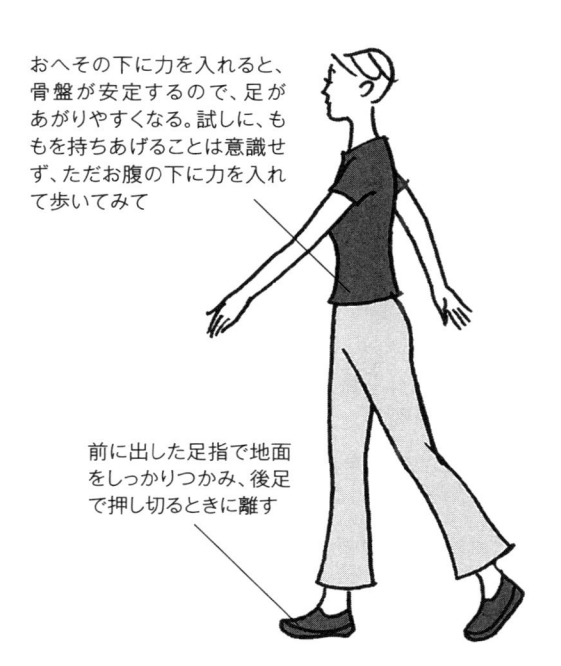

矯正エクササイズ

大またぎ歩き

足全体を持ちあげる筋力をつけましょう。片足重心の練習にもなるので、毎日10〜20歩でも、行なってみてください。徐々に筋力がついてきます。

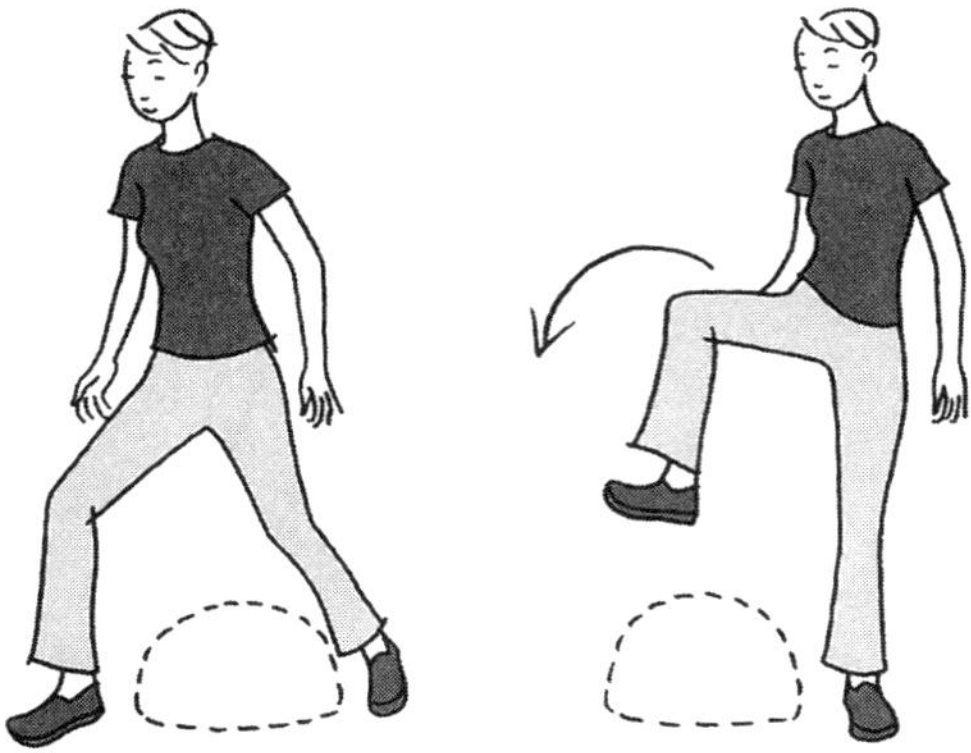

そろりそろりと、大きな物をまたぐつもりで進みましょう。右足をできるだけ引きあげて、斜め右前方に踏みこみ、次は左足を引きあげ、左斜め前方へ……をくり返します。ドスンと体重をかけないようにするのがポイントです。

＊関連エクササイズ

〔エンヤトット〕P.73 〔座ってロープ引き〕P.76
〔足指ジャンケン〕P.81

クセ歩きカウンセリング❻ ふらつく

歩いていてよく抜かされたり、つまずきやすかったり、すり足で歩く人に多い症状です。左右に体重を乗せながら、よっこらしょと歩いています。

左右に上半身がゆれるのは、胴体の筋力が弱いこと、そして片側に動いてしまうのはからだのゆがみが原因のことが多いのです。また、ひざなどに痛みがあると、かばうことで余計に上半身がゆれてしまいます。

ふらつきながら歩いていると、どうしても転倒しやすく、細い道では人や物、車にぶつかる危険性も高まります。

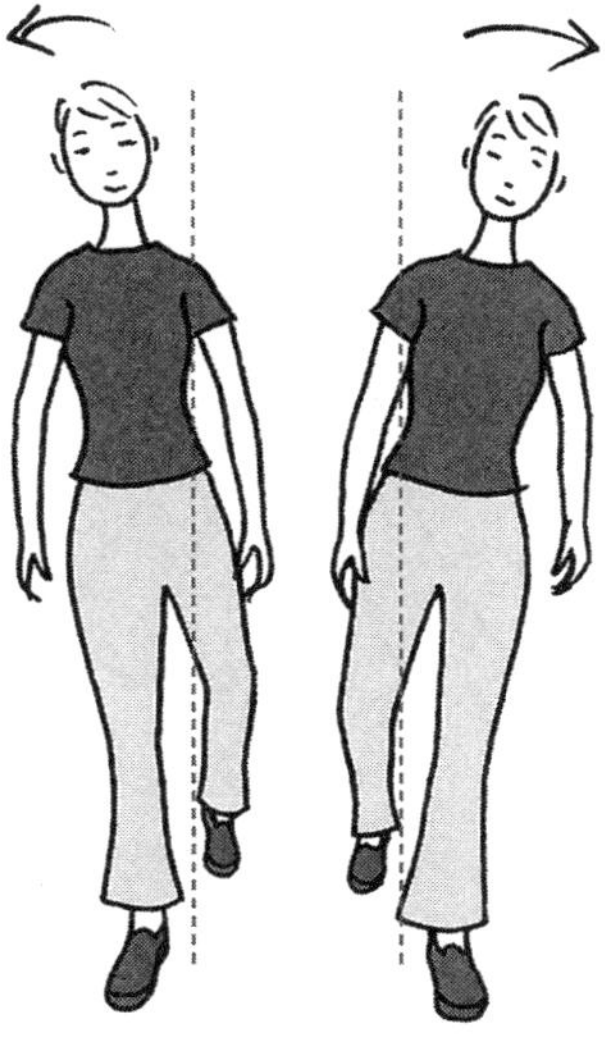

歩き方アドバイス

転倒が怖いので、よけいに下を向いて、左右にゆれてしまうことが多いようです。自分が上から引っ張られているという意識をするだけで、からだが軽くなったように感じます。

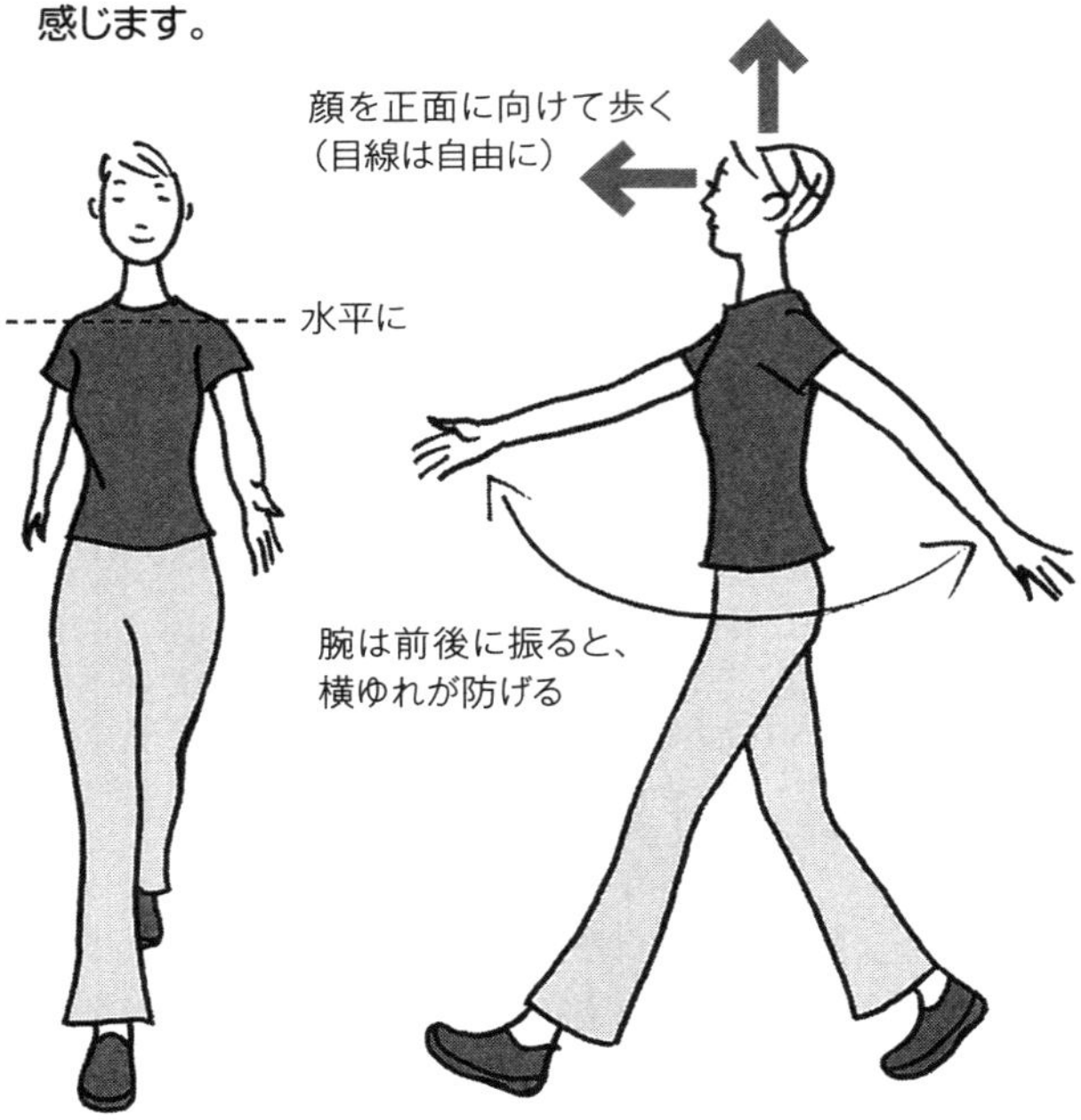
顔を正面に向けて歩く
（目線は自由に）
水平に
腕は前後に振ると、
横ゆれが防げる

1歩足を前に出すごとに肩が左右にゆれないよう、肩は水平に保ちながら、腕を振るように意識してください。肩が水平に保たれると、腰も連動して水平に回転してくれるようになります。

矯正エクササイズ

Aの字足踏み

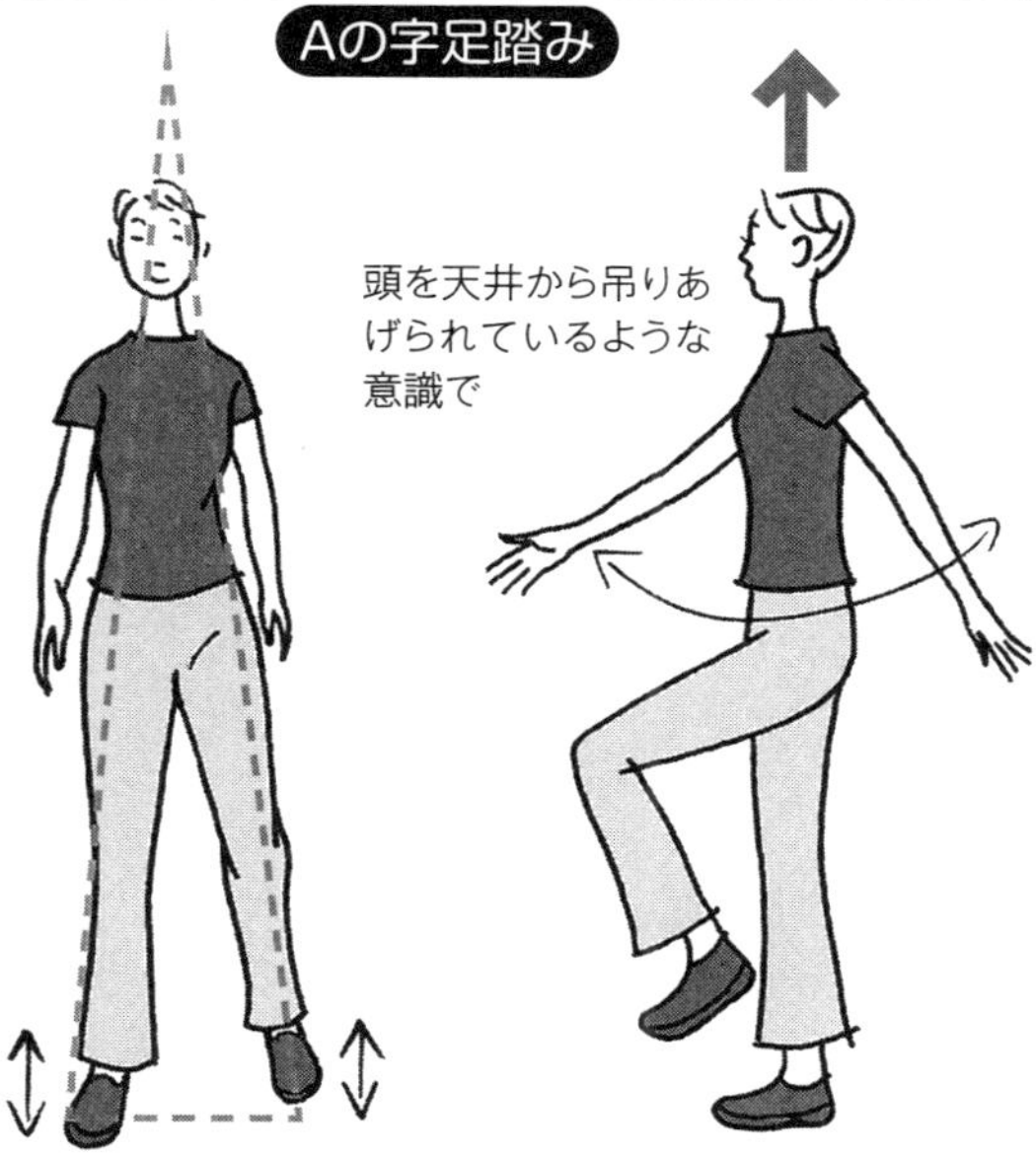
頭を天井から吊りあげられているような意識で

足を肩幅に開いて立ち、左右の幅を保ちながら足踏みをします。頭が左右にゆれないよう、頭と両足がAの字になっているように行なうこと。50歩から、できれば100歩を目標に。

腕を大きく前後に振ります。両腕の動きが左右にぶれないよう、平行に動かしましょう。

＊関連エクササイズ

〔エンヤトット〕P.73 〔パントマイム〕P.74
〔座ろうかなスクワット〕P.77

クセ歩きカウンセリング❼ モンローウォーク

腰の左右のどちらか、あるいは両方が痛む人は、1歩1歩ガクンガクンと、左右にお尻がゆれるような「もたれかかり歩き」をしているかもしれません。いわゆる「モンローウォーク」で、若い女性にも多い歩き方です。

原因は、からだの深部の腹筋や股関節まわりの筋肉が弱いことや、モデル歩きのようなムリな一直線歩行を行なおうとすることにあります。

モンローウォークを続けていると、骨盤や股関節にゆがみが生じたり、慢性的な腰痛を引き起こしたりするので、要注意です。

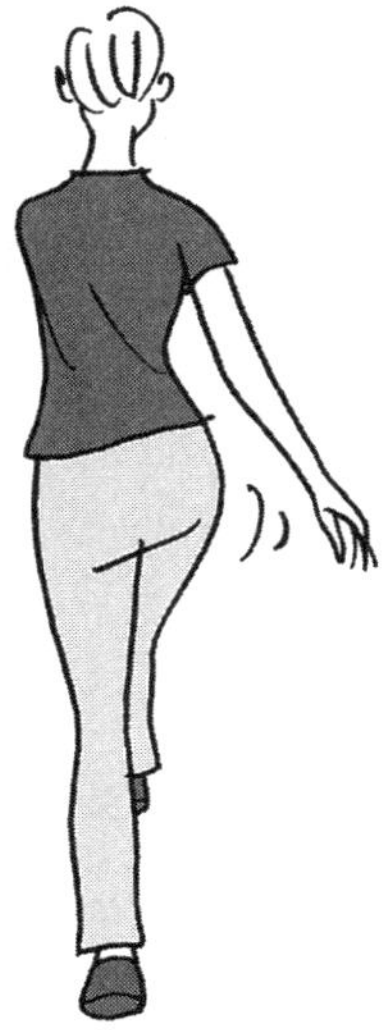

着地したほうの足に体重が乗って、左右にお尻がゆれるような歩き方

歩き方アドバイス

おへその下にグッと力を込めて、骨盤が左右にぐらつくのを防ぎます。歩くときの意識はもちろん、日頃から腹筋などの関連エクササイズをしっかり行なってください。

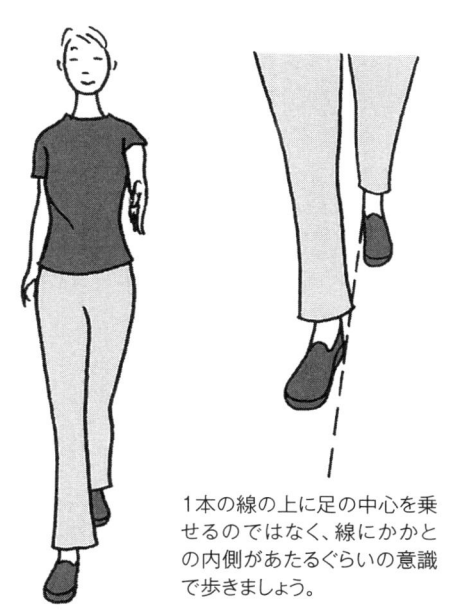

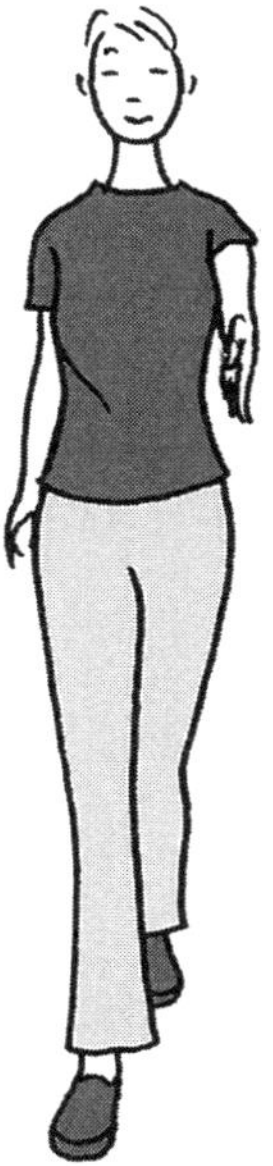

1本の線の上に足の中心を乗せるのではなく、線にかかとの内側があたるぐらいの意識で歩きましょう。

腕を「前で狭く、後ろで横に広げて」振っている人が多いので、腕はまっすぐ前後に振りましょう。最初のうちは、前に振るときにやや広げるようにすると、直りやすくなります。

矯正エクササイズ

骨盤ゆれチェック

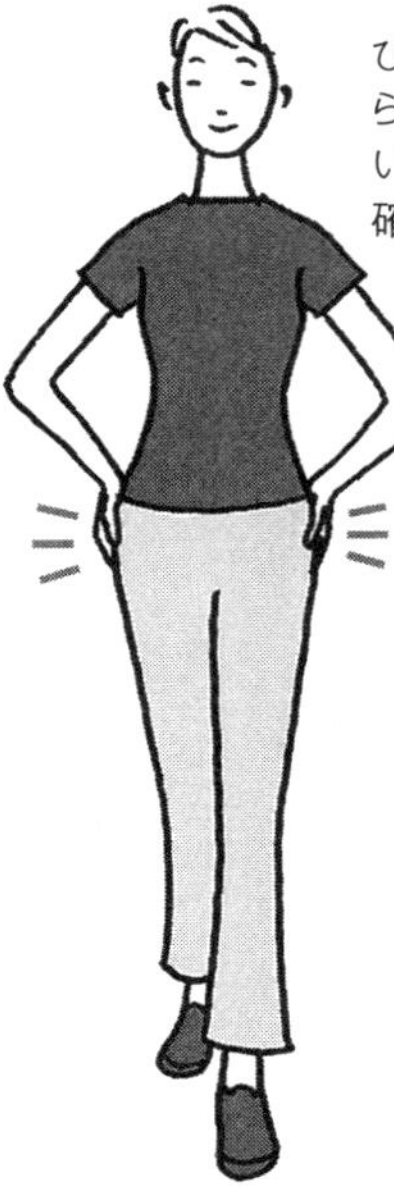

ひじが上下に動いたら、腰が左右にゆれている証拠。鏡に映して確認するとよい

股関節（足のつけ根）の外側に手をあてながら歩いてみましょう。左右のゆれが確認できます。ここが左右にぶれずに、床に対して骨盤が水平に回転するように歩く練習をしましょう。

＊関連エクササイズ

〔ひざ抱っこ〕P.70　〔内また・外また〕P.71
〔エンヤトット〕P.73　〔座ってロープ引き〕P.76

クセ歩きカウンセリング❽ ひざ入り

日本人にはX脚は少ないのですが、歩くときにひざが内側に曲がる「見せかけのX脚」になっている人は見かけます。女性に多く、内また座りや横座りのクセがついてしまったり、O脚を直そうとムリな一直線歩きをするのも原因となります。

ひざの関節は、上下に屈伸する動きをするための構造になっていて、左右の動きには弱いので、このクセがついていると、徐々にひざや股関節を痛める原因になります。

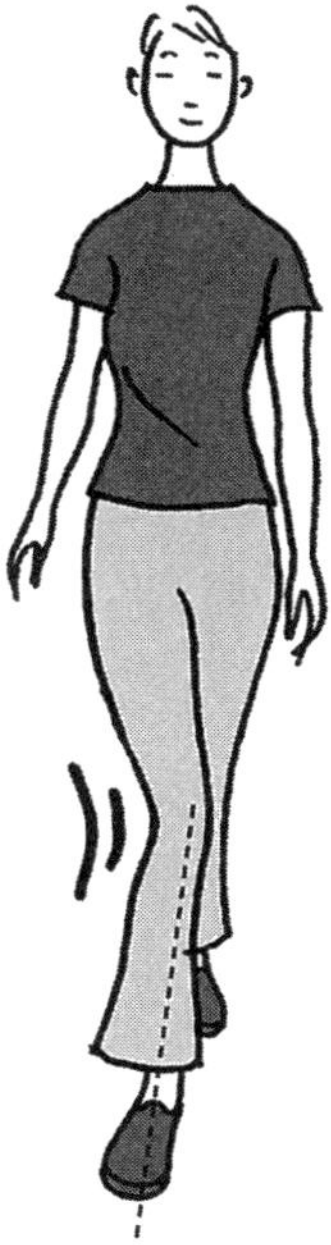

歩くときやひざを曲げたとき、ひざが内側に曲がる

歩き方アドバイス

「ひざ入り」タイプと自覚している人はあまりいません。いつものようにひざの屈伸をしてみて、足先よりひざが内側方向へ曲がる人は「ひざ入り」。ひざがつま先の真上にくるように、ひざの位置を直してみてください。自分ではがにまたになっているような感覚だと思いますが、これが正しい曲げ方です。

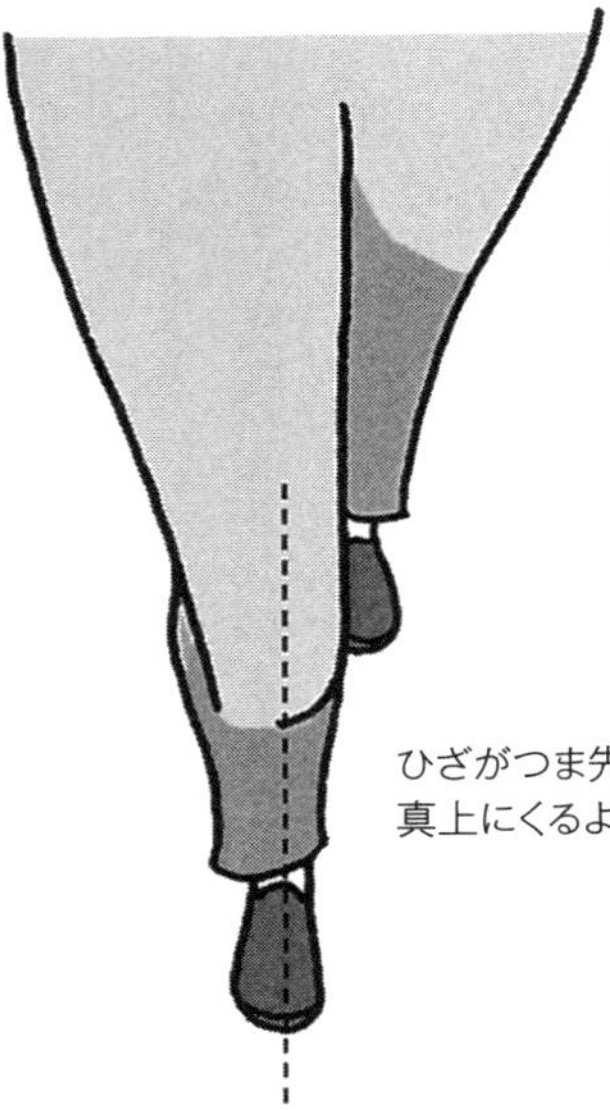
ひざがつま先の
真上にくるように

自分では、こんなに"がにまた"にしているように感じるかも……

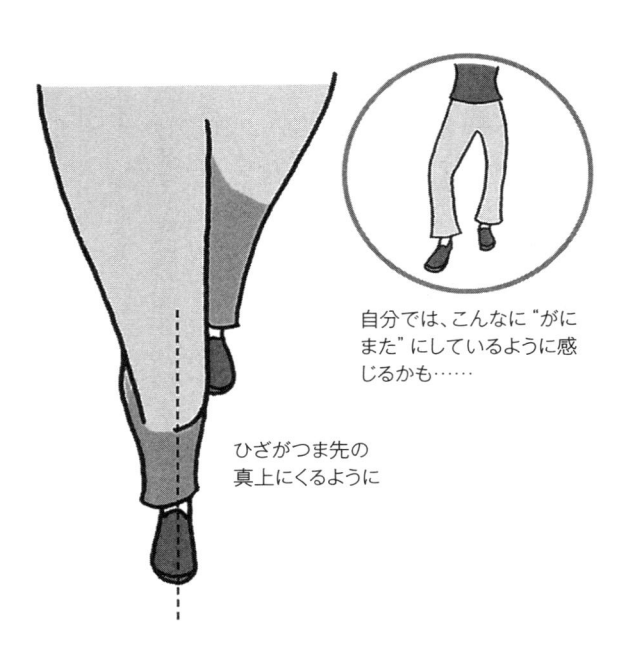

矯正エクササイズ

抜き足差し足

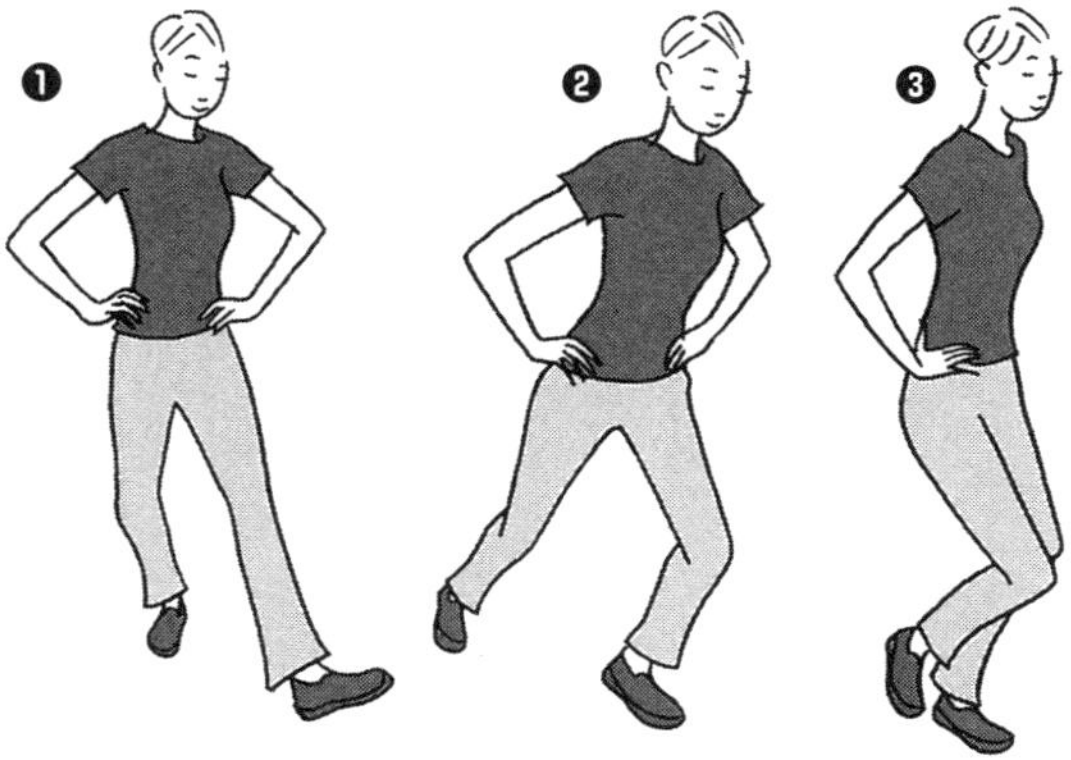

❶手を腰にあてて立ち、左足を斜め前方に踏み出します。

❷上半身を崩さないように、左足に体重を移していきます。ひざが内側に曲がりたくなるのを修正。

❸そっと右足を寄せていきます。この調子で、ゆっくりと交互に足を踏み出していきましょう。

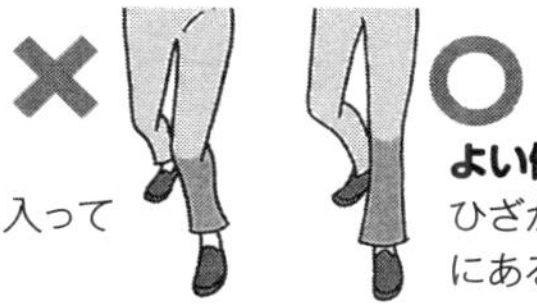

悪い例
ひざが内側に入ってしまっている

よい例
ひざがつま先の真上にある

＊関連エクササイズ
〔ひざ抱っこ〕P.70　〔内また・外また〕P.71
〔エンヤトット〕P.73

クセ歩きカウンセリング⑨ ひざ痛（変形性膝関節症）

中高年になると増えるのが、「変形性膝関節症」です。老化や肥満、筋力低下などのさまざまな原因から、ひざの関節軟骨がすり減ったり、半月板が損傷したりするものです。

今は適度な運動に治療効果があることがわかっていますので、歩いて治していきましょう。歩く前後にはストレッチを忘れずに。

◎O脚やX脚
◎太り気味
◎40歳以上
◎閉経し、カルシウム量が減ってきた
◎若い頃から大また歩き
◎スポーツ選手だった
……という人は要注意

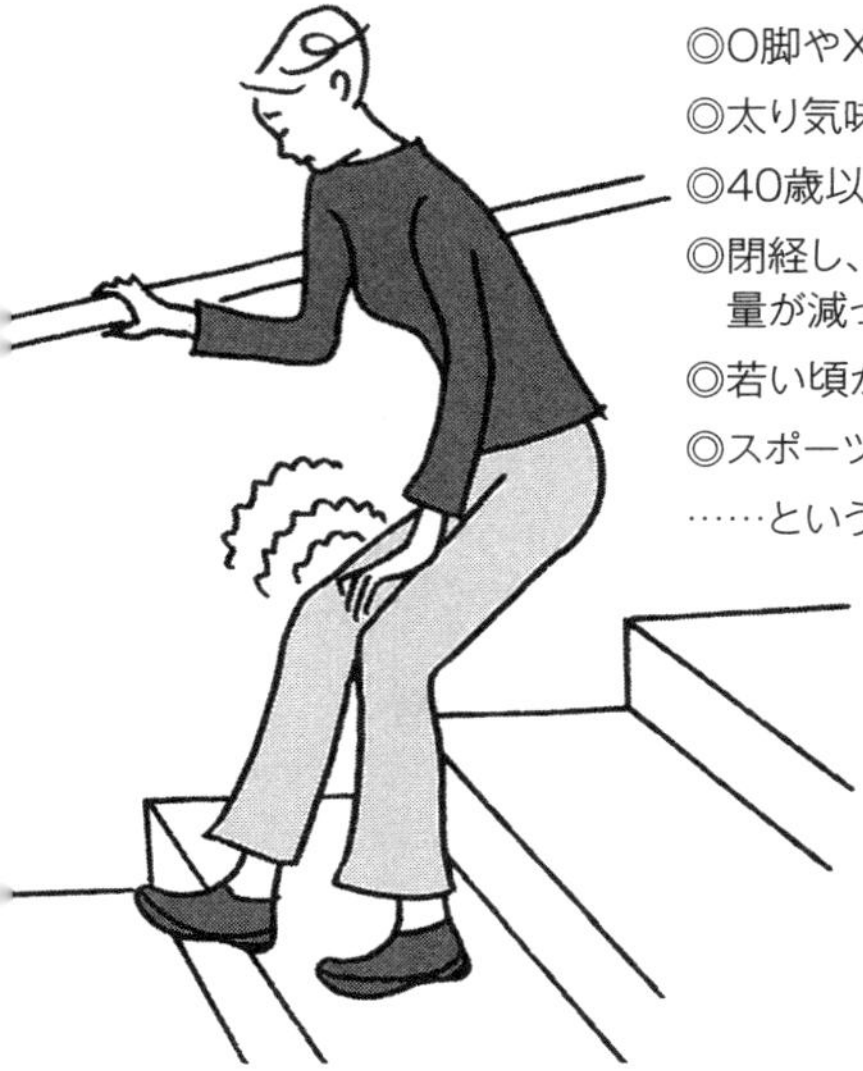

歩き方アドバイス

痛いからといって、歩かないでいると、ますます筋力が低下して歩けなくなってしまいます。ひざまわりを支える筋肉をきたえることと、筋肉をほぐすことの両方を行ないましょう。

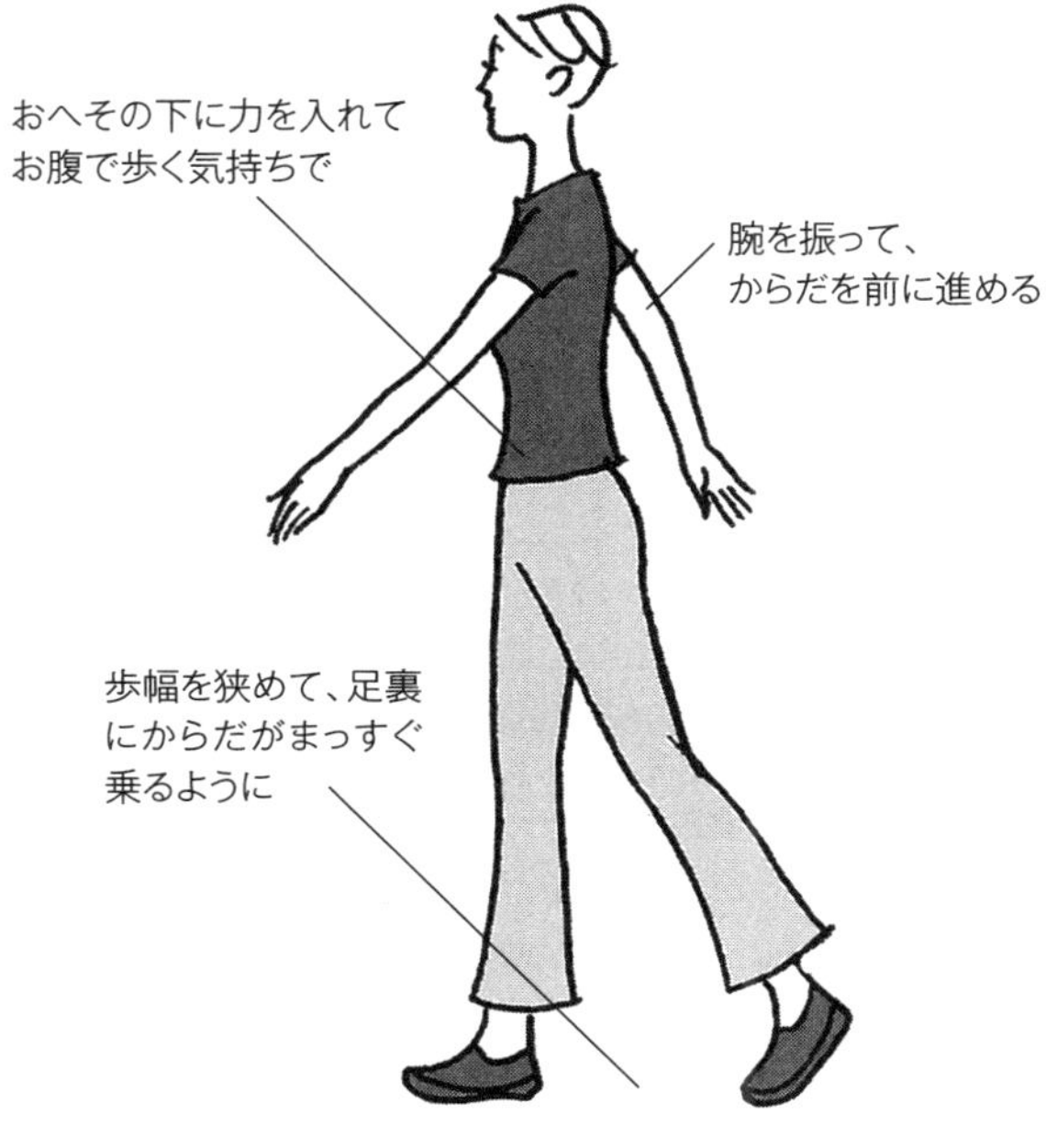
おへその下に力を入れて
お腹で歩く気持ちで
腕を振って、
からだを前に進める
歩幅を狭めて、足裏
にからだがまっすぐ
乗るように

矯正エクササイズ

歩き終わりに冷やす

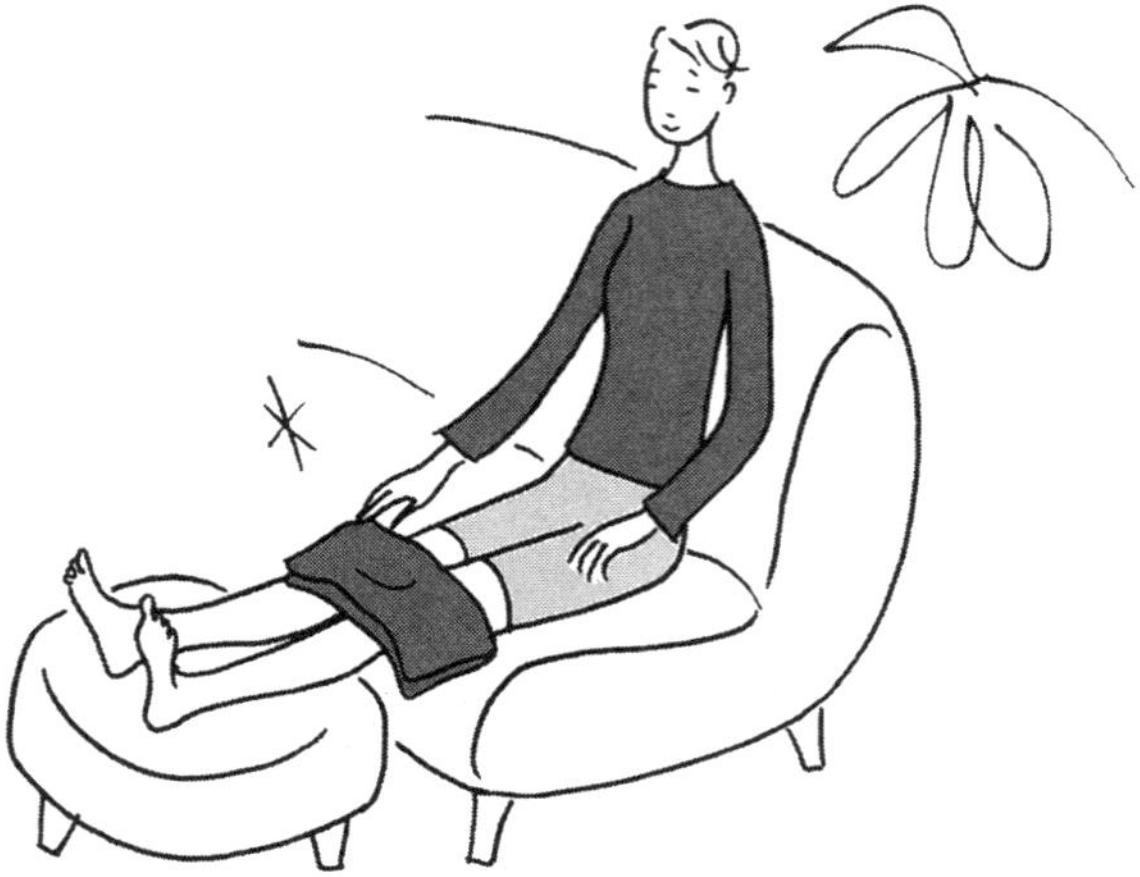

痛みが強い場合は、歩き終えて家に帰ったら、氷水を入れたビニール袋をタオルでくるんで、ひざとその周辺の筋肉を15分くらい冷やし、炎症をおさめましょう。

＊関連エクササイズ

〔ひざ抱っこ〕P.70 〔足でつっ張り〕P.72
〔座ろうかなスクワット〕P.77 〔足指マッサージ〕P.149
〔ふくらはぎのマッサージ〕P.151

クセ歩きカウンセリング⑩

片側にゆれる（脚長差がある）

片足重心で一方にゆれて歩く人は、左右の足の長さが違っているという場合があります。明らかに長さが違っているなら、靴屋さんに相談してインソール（中敷き）を作ってみるのもいいでしょう。

骨盤がゆがんでいるせいで、脚長差があるようになっている場合もありますが、このような人は骨盤のゆがみを修正することで改善することがあります。

片側の腰や背中に慢性のこりや痛みがあるなら、一度確認してみましょう。

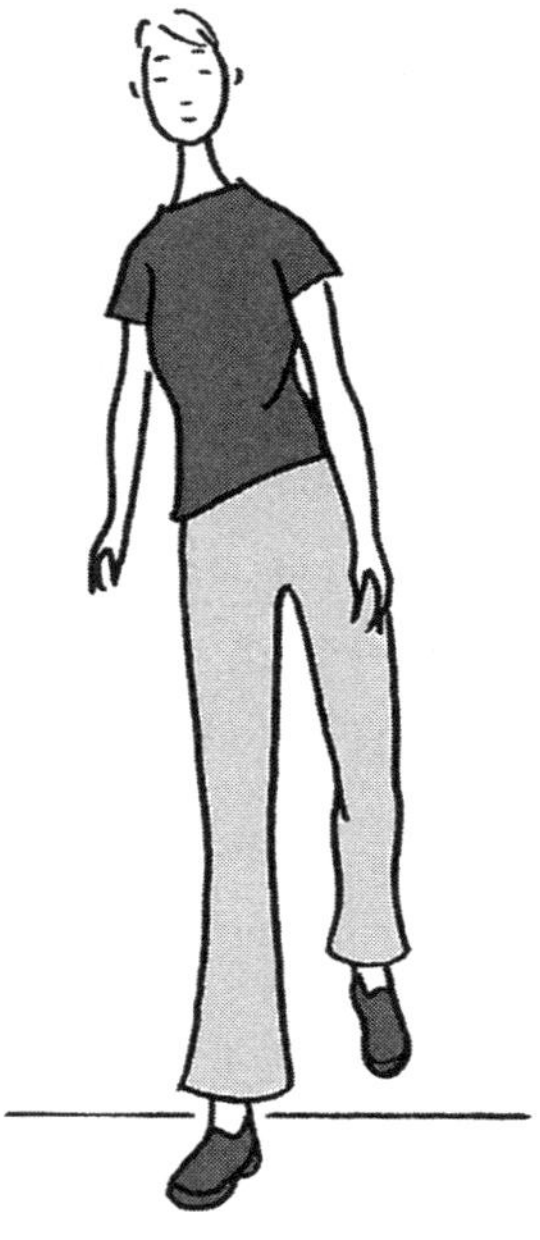
明らかに腰や肩の
左右の高さが違う
長い足のほうが
腰の位置が高い

歩き方アドバイス

お腹や股関節など、骨盤まわりの力を抜いたまま歩くと、1歩踏みこむたびに、ガクンガクンと衝撃がかかり、関節を痛めやすくなります。こりや痛みの起こっている部分の筋肉をほぐし、筋肉を強くするエクササイズを行ないましょう。

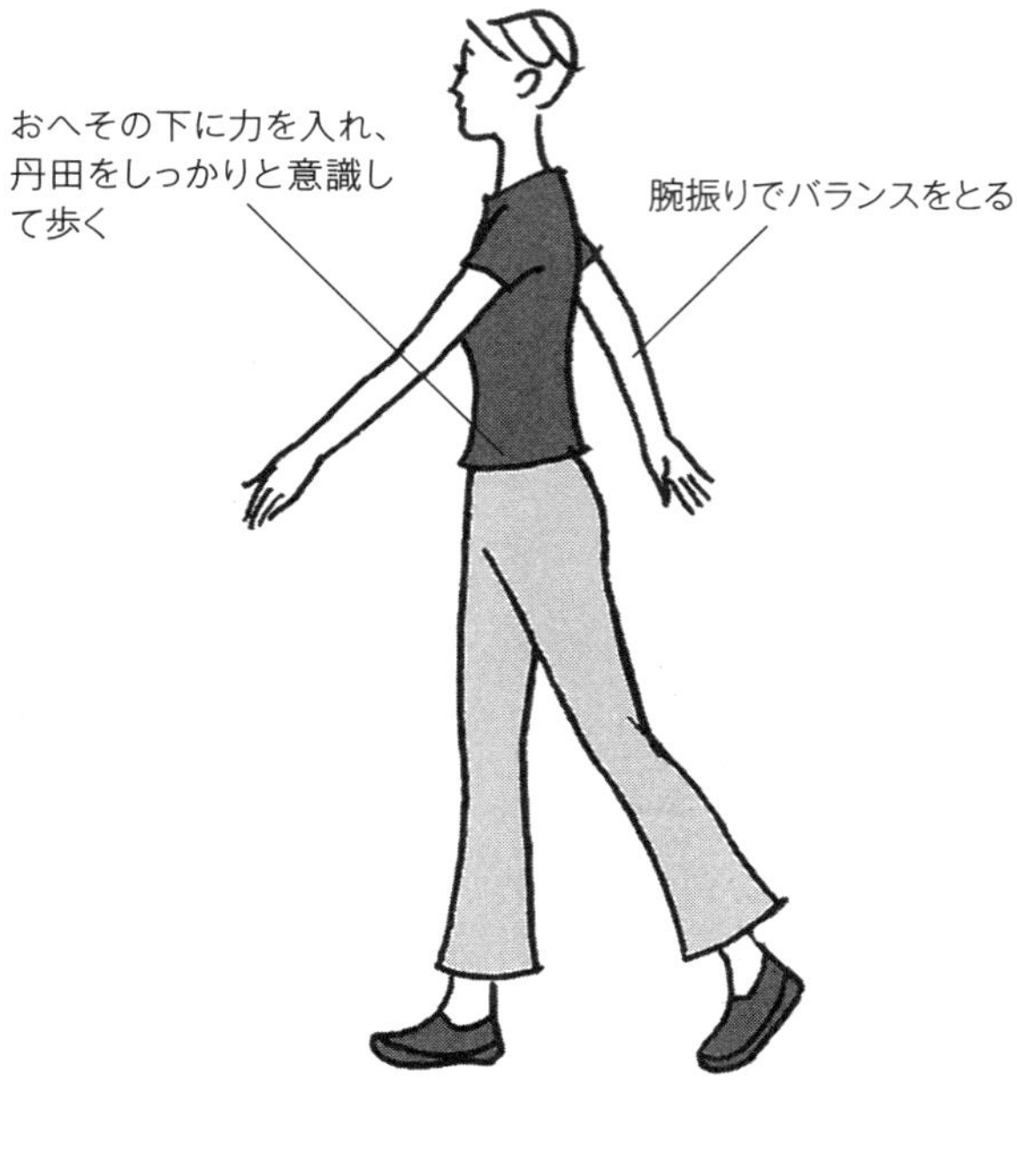
おへその下に力を入れ、
丹田をしっかりと意識して歩く
腕振りでバランスをとる

矯正エクササイズ

片手片足伸び

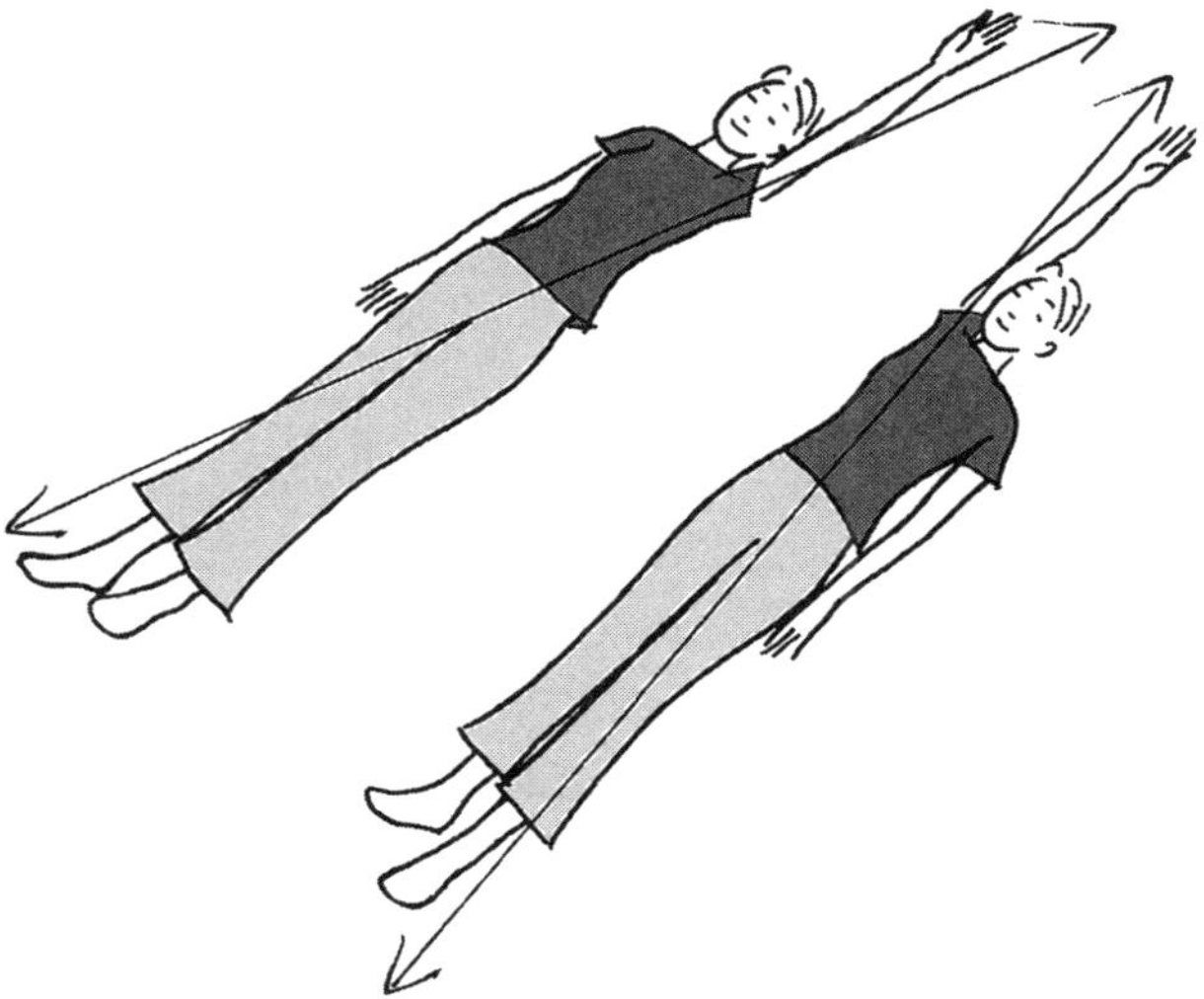

右手を上げて、右手と左足で背伸びをする。

★片側10秒ずつ、左右各2~3回

＊関連エクササイズ

〔ロープ引き〕P.69　〔ひざ抱っこ〕P.70
〔内また・外また〕P.71　〔エンヤトット〕P.73
〔パントマイム〕P.74　〔座ってロープ引き〕P.76

クセ歩きカウンセリング⑪ 腰丸め

背筋が衰えてきたり、イスに浅く腰掛けて背もたれにもたれかかるような座り方を長く続けていると、腰が丸まってきてしまいます。そして、だんだん骨盤を支える筋肉が弱り、骨盤が後傾して、さらに腰が丸くなります。

対策としては、腹筋と背筋を強くすることと、まっすぐに立つ意識をすることが大切です。

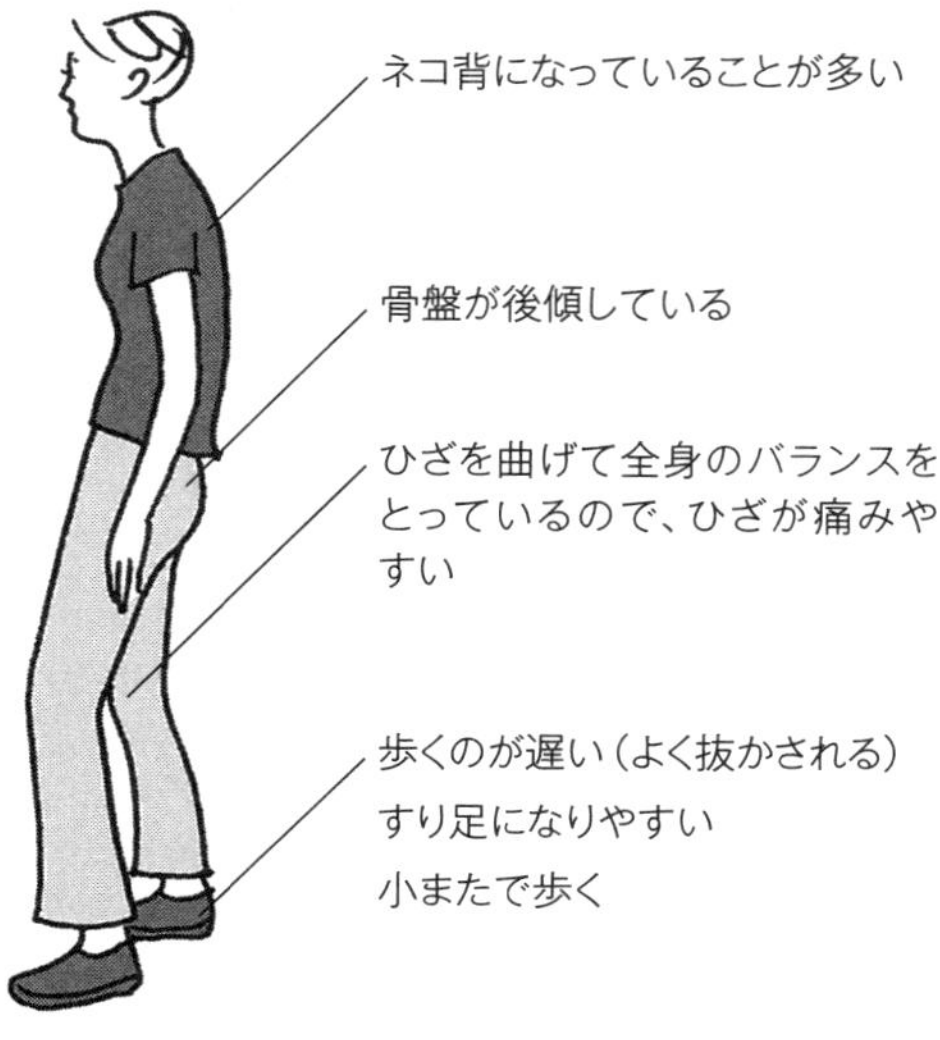
ネコ背になっていることが多い
骨盤が後傾している
ひざを曲げて全身のバランスをとっているので、ひざが痛みやすい
歩くのが遅い(よく抜かされる)
すり足になりやすい
小またで歩く

歩き方アドバイス

正しい立ち姿勢を意識しながら、いつもよりやや大またで歩いてみましょう。自然と後足でしっかりと地面を押し切るようになり、腰が伸びてきます。

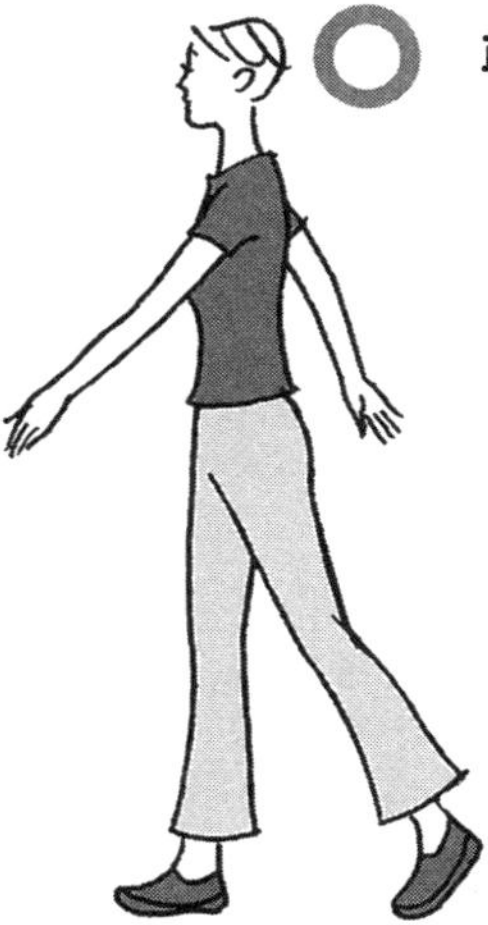

正しい意識の歩き方

▶顔はまっすぐ正面を見る

▶腹を引っこめる

▶腕は後ろにしっかり振る

▶やや大またで歩き、後足でしっかり地面を押し切る

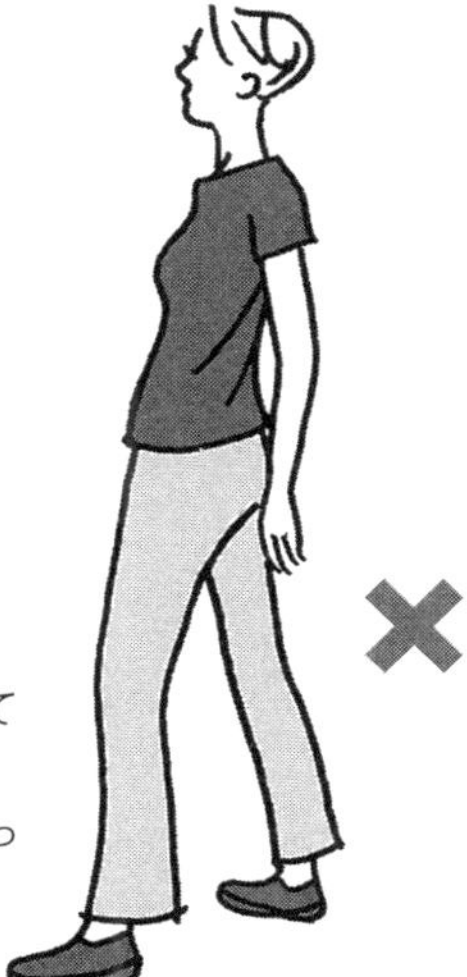

誤った直し方

▶腰は丸めたまま、胸を張って直そうとする

▶ひざを曲げてバランスをとっている

矯正エクササイズ

おはようございます

ひざの入り方を意識的に直しながら、ひざの周囲の筋力をアップさせましょう。

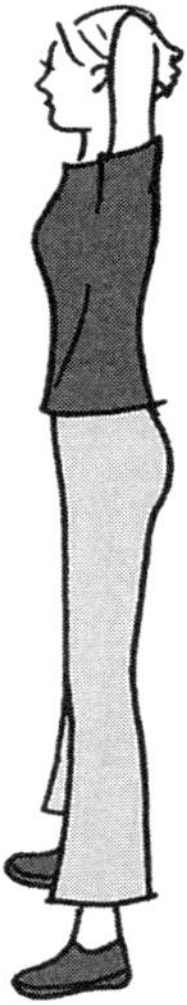

❶足を肩幅に開いて立ち、両手は後頭部へ。おへその下に力を入れて背筋を伸ばし、息を吸いこみます。

❷ゆっくり息を吐きながら、上半身を45度くらい前に倒し、起こします。このとき、背中とひざは伸ばしたままで。

背中は丸めず腰から後頭部までが一直線になるようにキープ
お腹は引っこめて

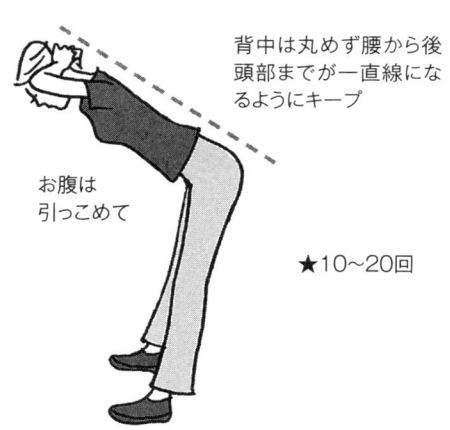

★10~20回

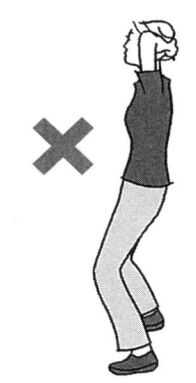

悪い例

背筋を伸ばそうとすると、
ひざが曲がってしまう

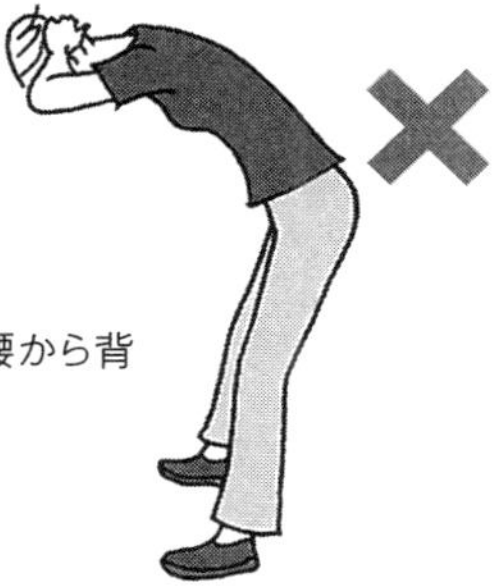

悪い例

前屈するときに、腰から背
中が丸まってしまう

＊関連エクササイズ

〔足でつっ張り〕P.72 〔エンヤトット〕P.73
〔パントマイム〕P.74 〔ちょーだい!〕P.75

ステップ 5

歩いたあとのアフターケア

歩き終わったあと、ちょっとしたアフターケアをやっておくと、疲労回復が早くなります。

アフターケア❶

腕振り

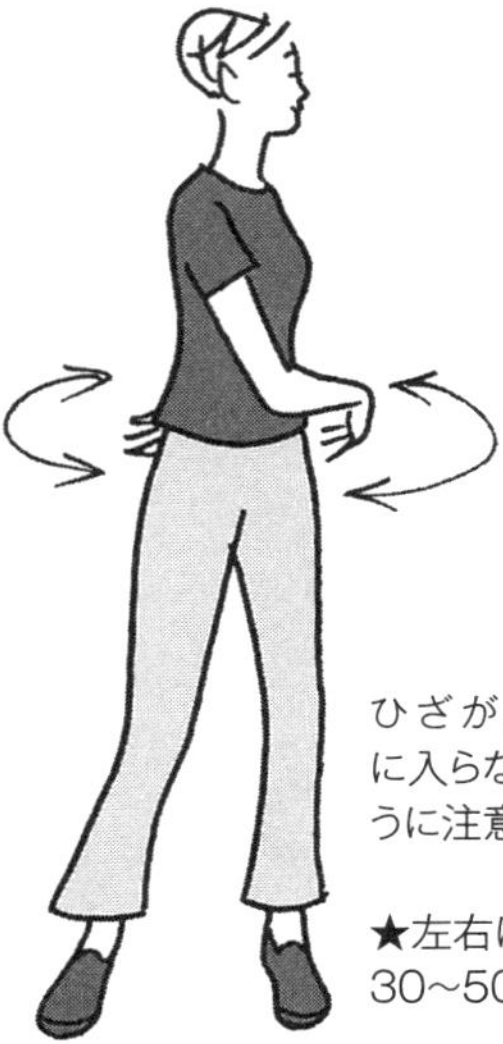

ひざが内側に入らないように注意

★左右に30〜50回

足を肩幅よりやや広めに開き、おへその下に力を入れて骨盤を安定させます。肩と腕の力を抜き、腕をデンデン太鼓のひものようにからだに巻きつけましょう。巻きつけるときにフーッと息を吐きながら、自然にからだがひねられるに任せます。リズミカルに行ないましょう。

アフターケア❷

腰回し

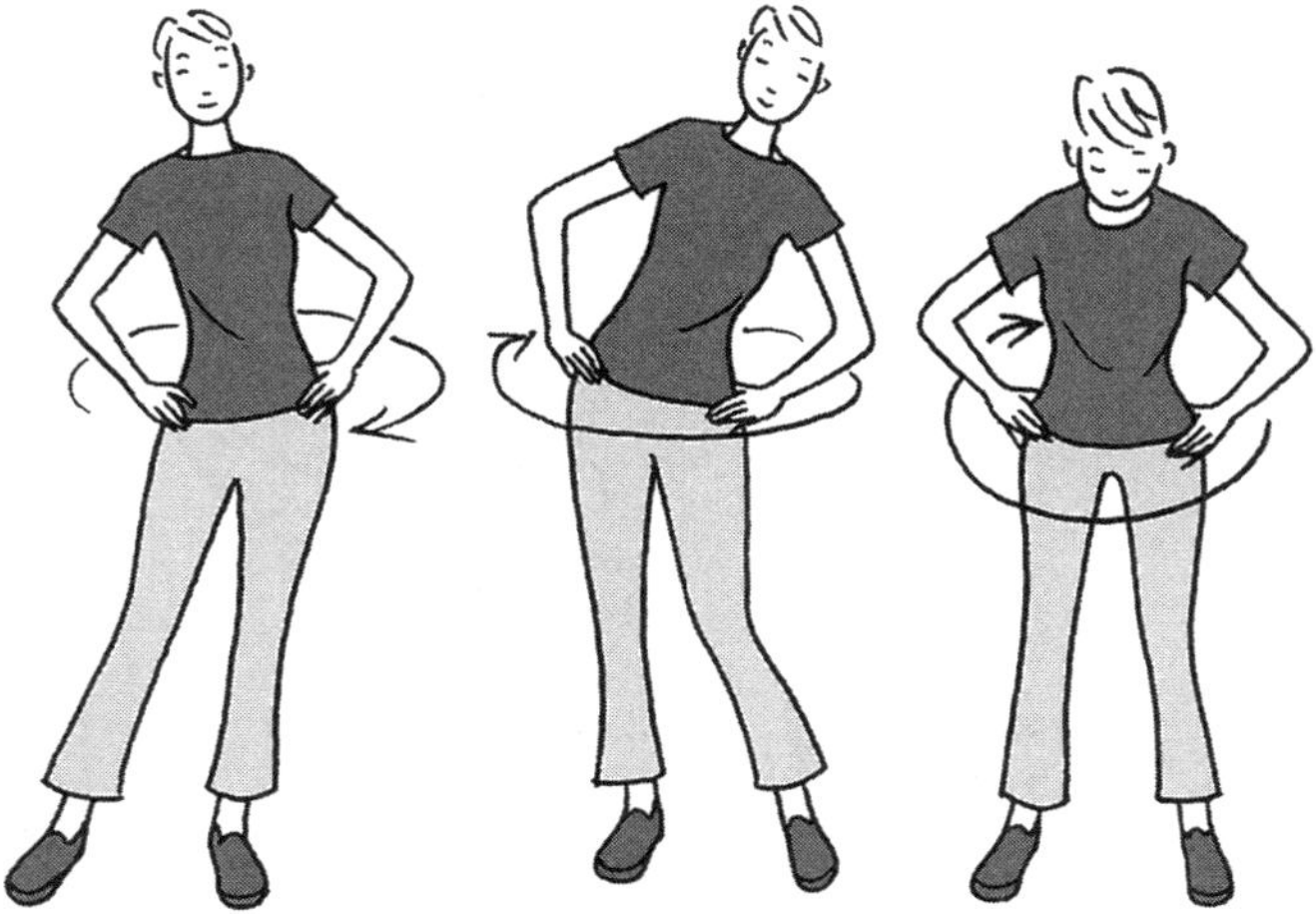

足を肩幅に開き、手は足のつけ根に添えます。ゆっくりと息を吐きながら、腰を回します。歩いたあとの腰の疲れやこりをとり、骨盤のゆがみを直す効果があります。

★左へ5回、右へ5回程度

アフターケア❸

手足ブラブラ

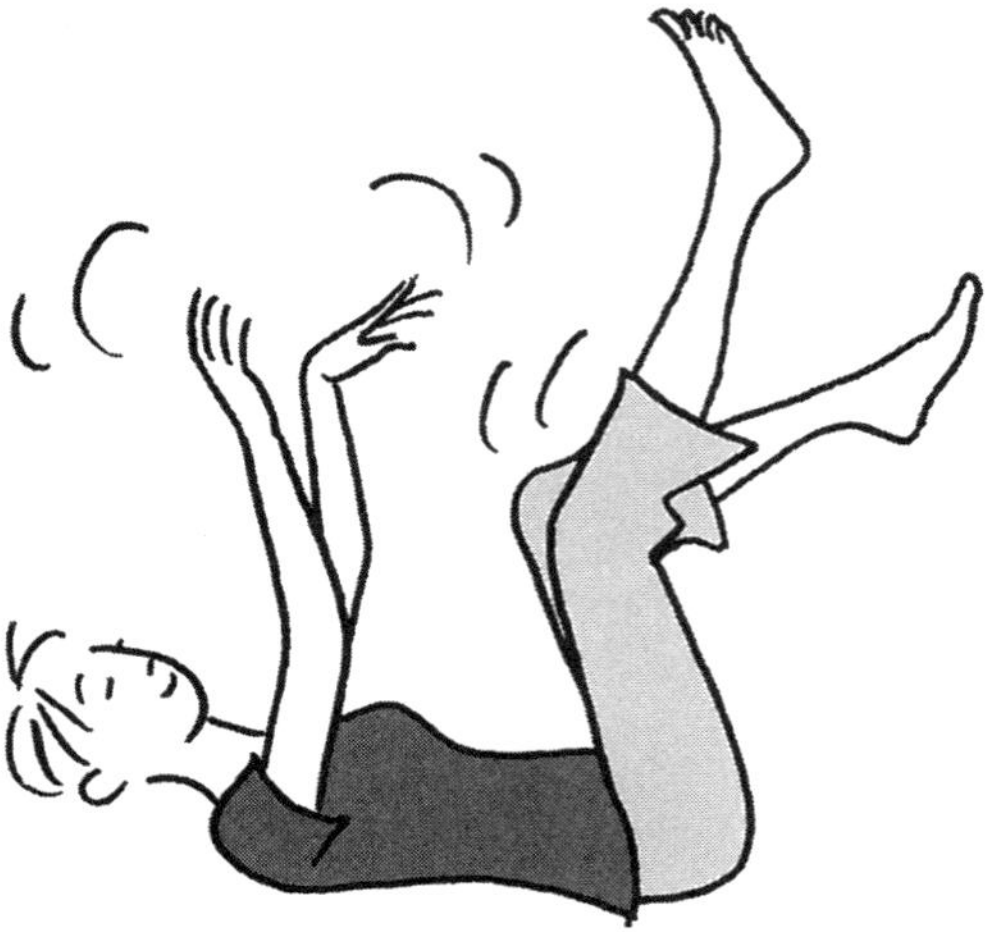

あおむけに寝転がり、両手・両足をあげて、ブラブラと1分くらいゆらしましょう。手足の疲れ、だるさがとれます。1日に何回か行なうといいでしょう。

アフターケア❹

足指マッサージ

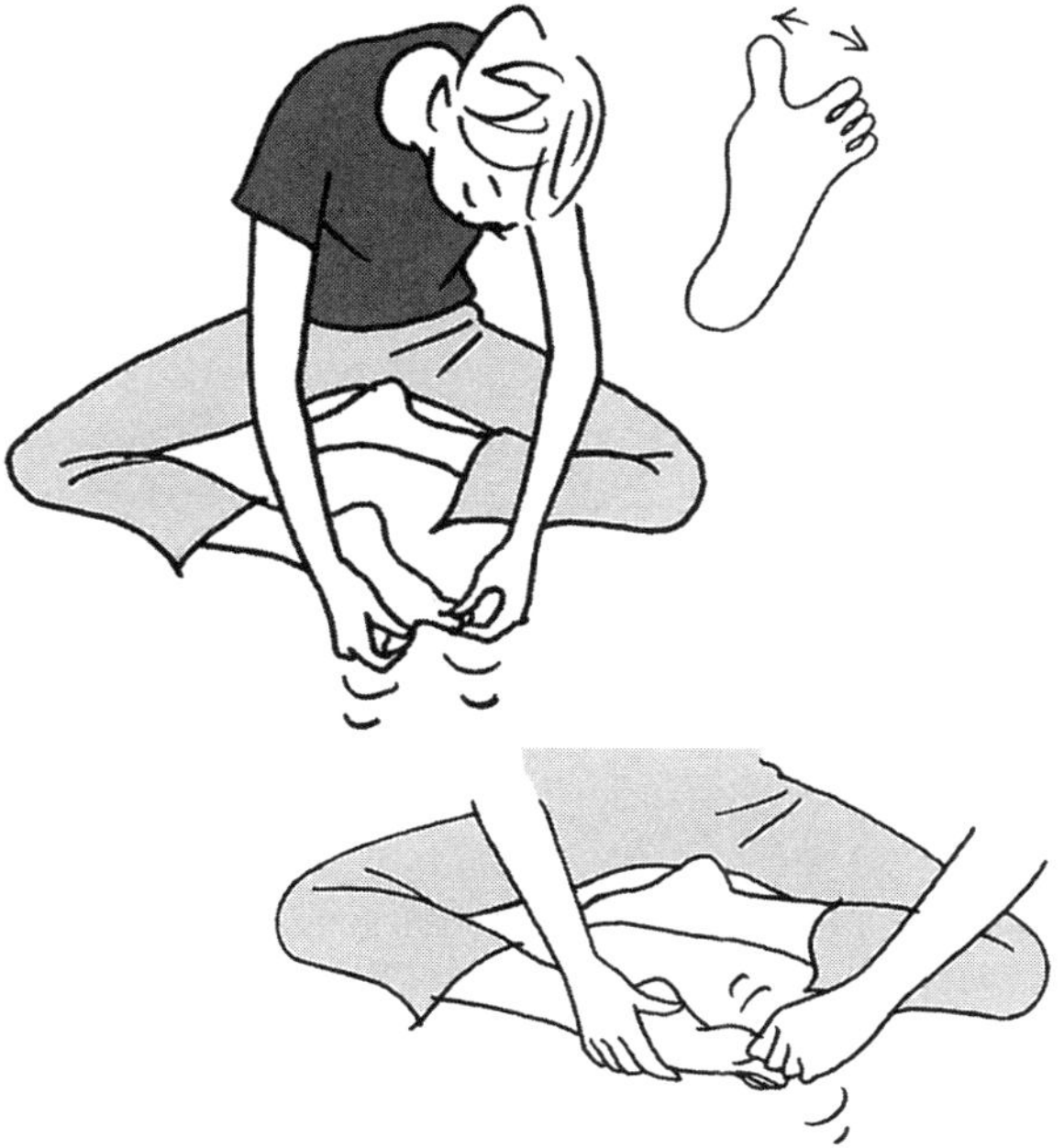

はだしになって床に座り、足の親指と人差し指をつかんでよく動かします。次に指を1本ずつ回していき、今度は引っ張って伸ばします。他の指も同様に行ないましょう。

アフターケア❺

ゴルフボールマッサージ

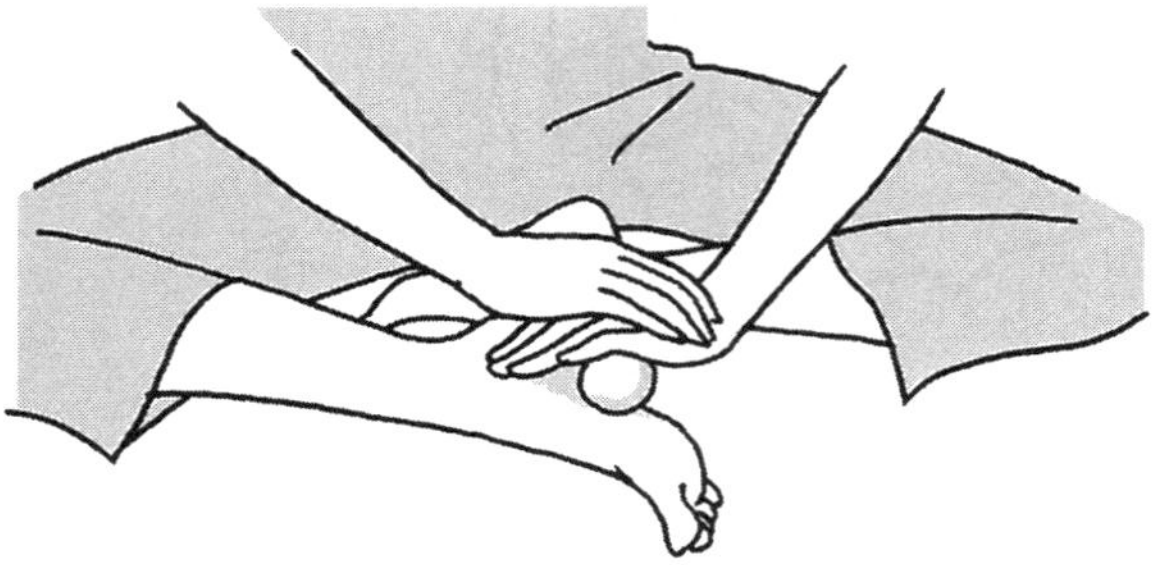

足の裏にゴルフボールをあて、手で押しあてながら、ゴロゴロと転がしましょう。縦に転がしたり、ツボ押しの要領で押しつけたりしましょう。

アフターケア❻

ふくらはぎのマッサージ

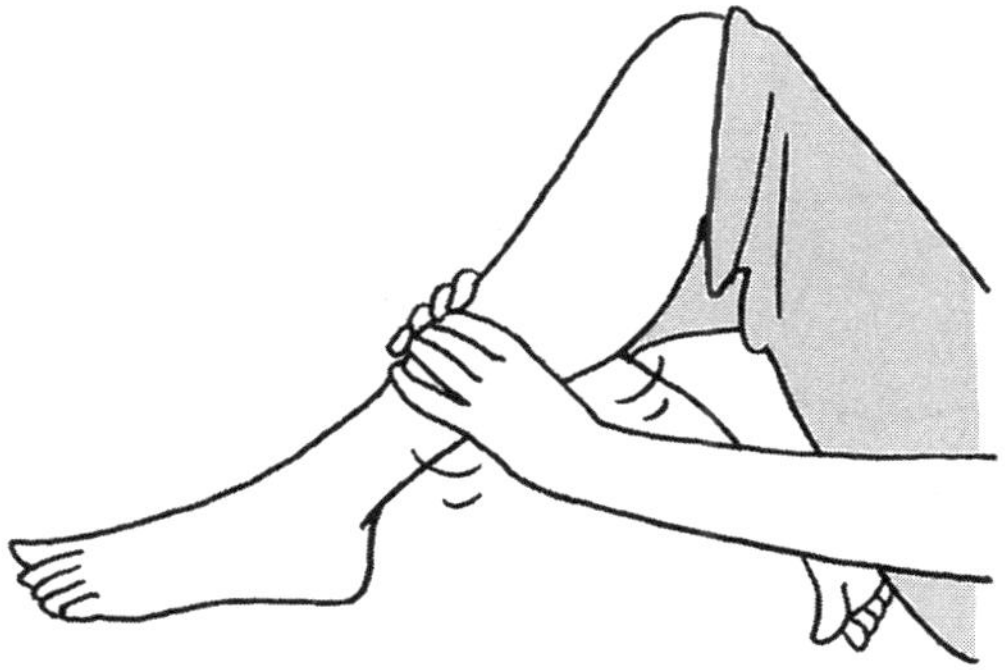

親指がふくらはぎの後ろ側にくるように、両手で足首をしっかりつかみ、下から上、下から上へ、ギュッギュッともむように押しあげていきましょう。

上まで数回もみあげたら、ひざの後ろのくぼみを、親指で5〜10秒ほどしっかり押します。お風呂のなかや、湯あがりにマッサージオイルを使って行なってもよいでしょう。

アフターケア❼

イスに座ってバタ足

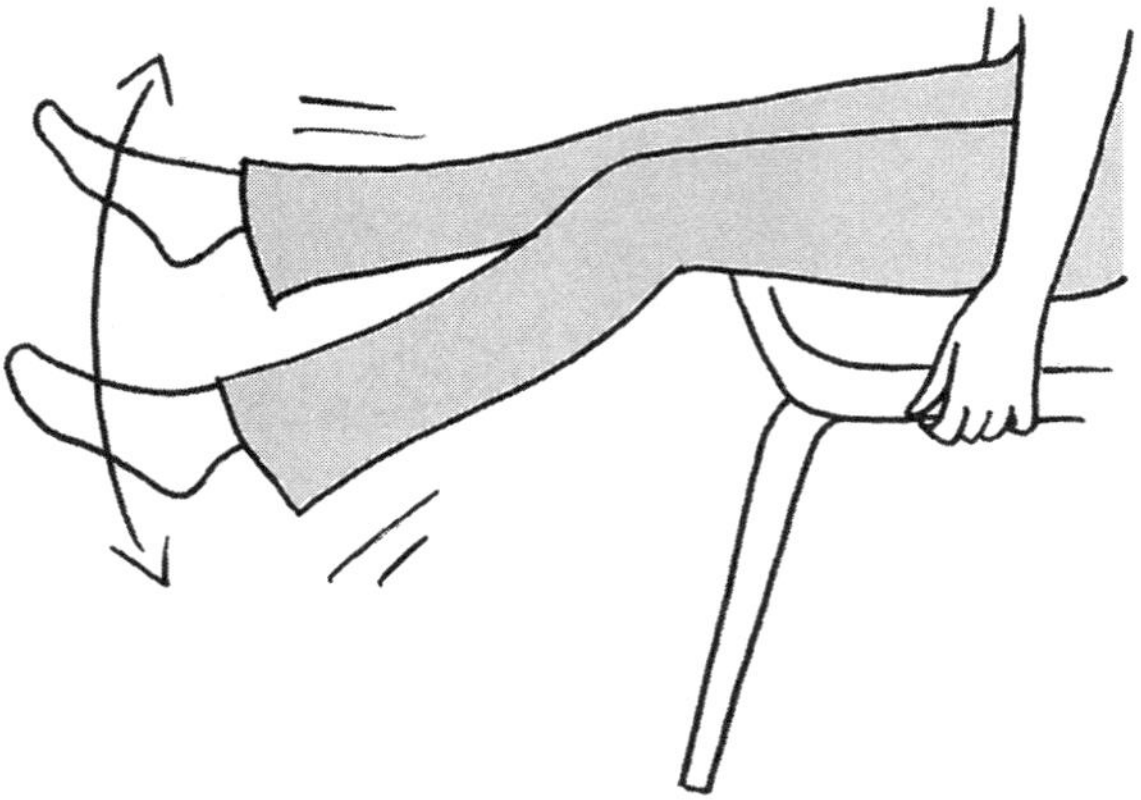

楽な姿勢でイスに座って、足をやや持ちあげます。プールサイドに座ってバタ足をするように、足首をブラブラゆすりましょう。足の疲れがとれてスッキリします。

第4章

目的別
ウォーキングレシピ

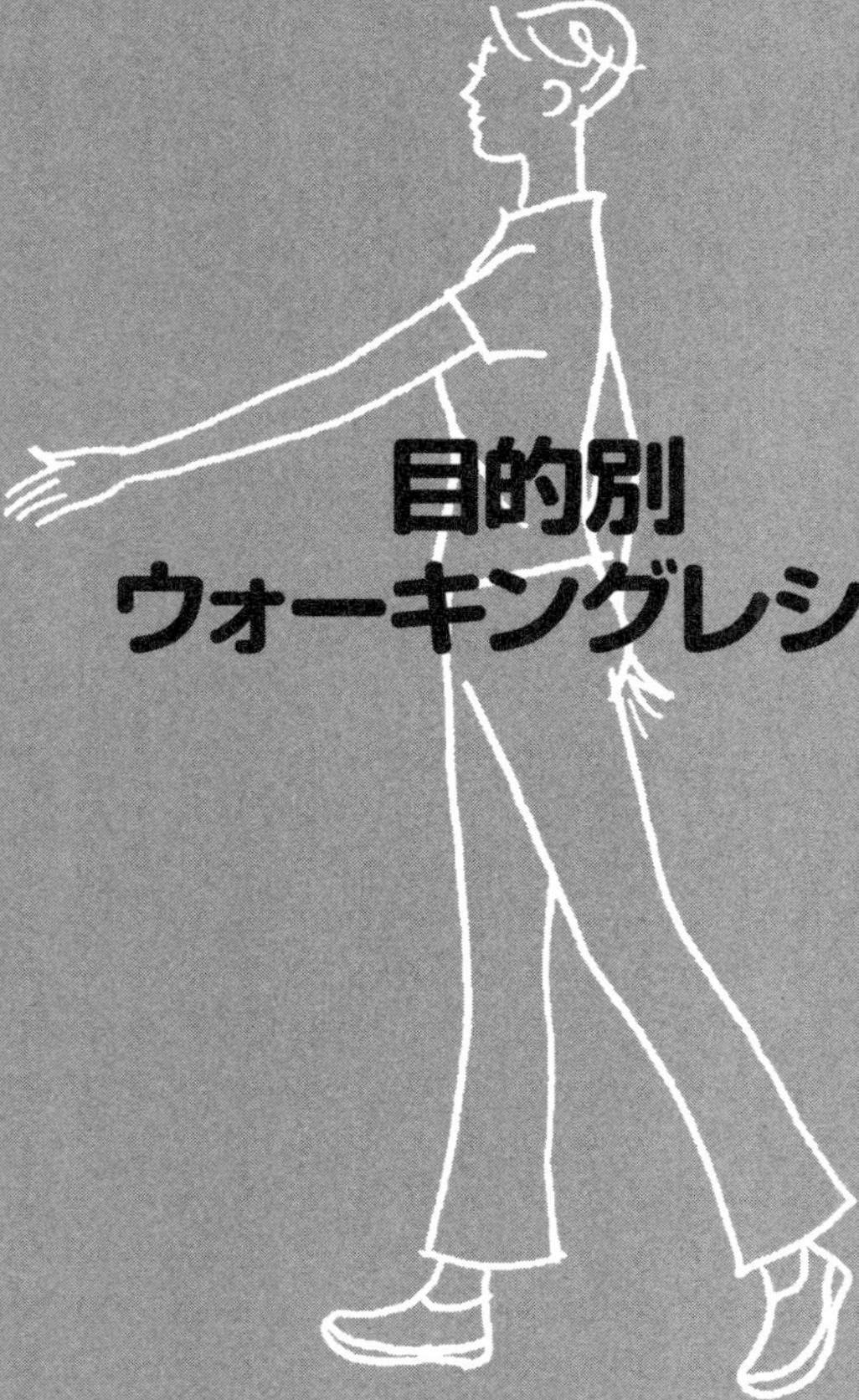

A タイプ　歩けるからだになろう！

この章では、いまのあなたの体力、脚力に合わせた具体的な歩き方の提案をしていきます。Aタイプ、Bタイプ、Cタイプと徐々にレベルアップしていけるよう、からだを気づかいながら楽しく続けていきましょう。

ウォーキングレシピ❶ まずはストレッチから

高齢で日常の動作が困難になってきた人から、長期入院していた人など、歩けない理由はそれぞれですが、「動くこと」につらさを感じている人にとっては、「歩きましょう」というひと言が大きなストレスになってしまいます。

このような人たちは、まずはストレッチからはじめてからだをほぐすことが大切です。第5章の「ストレッチメニュー」を行なってみてください。

足踏みで脚力アップ

家のなかで足踏みをするというのは、このAタイプの人にとって、とてもいいもの筋トレになります。

試しに家で足踏みを1分間してみてください。キツく感じるでしょう。足をあまりあげずに、すり足でも前には進めるわけですから、実際、歩くほうが足踏みよりもずっと楽。すり足歩きをしていると、転倒の危険性もあります。足踏みで足をあげる筋力をつけることで、転倒予防にもなります。

少しずつ家のまわりを歩いてみる

ストレッチと足踏みで、ある程度歩くための準備をしてから、家のまわりを歩いてみましょう。そのとき、自分のクセ歩き（110ページ以降参照）を直すように意識して歩いてください。歩く調子があがってきたら、少しずつ遠くへと、距離をのばしていきましょう。

日頃からからだを動かす工夫を

もしあなたが、とくに高齢でもなく、病気もなく、単に仕事が忙しかったり、運動が嫌いというような理由で、しっかり歩けなくなっているのだったら、とにかく歩く時間や距離を増やすしかありません。加えて、日常生活のなかでよく動くことです。

ある60代の女性は、職場でデスクの横に置いてあったゴミ箱をとり払い、さらに社長に頼んで、自分の机の電話を外してもらいました。電話が鳴ると、ちょっと離れたところの電話まで走っていってとるのだそうです。「ワンコールで出る」と決めて続けたら、敏捷性も身についた、と喜んでいました。そして、からだつきも引き締まってきました。

たとえば、物を拾うときには必ず腰を落として屈伸する、リモコンは使わないなど、さまざまな工夫でからだを動かすチャンスをつくりましょう。

Bタイプ
さらに効果をあげよう！

ウォーキングレシピ❷ こり・疲労を解消したい

歩きながら腰や肩、足のこりを解消するためには、気になる部位をよく動かして筋肉をほぐし、血行をよくすることです。その方法を、部位別にご紹介します。ただし、いずれも、局所に炎症などの治療の必要な状態が生じていない場合と思ってください。

腰のこり

ウエストをひねることで、疲れやこりが解消できます。きちんと背骨の回転が行なわれるように、丹田を引っこめて、正しい姿勢を意識することが重要です。お腹の力を抜いた状態でウエストをひねると、腰を痛めます。

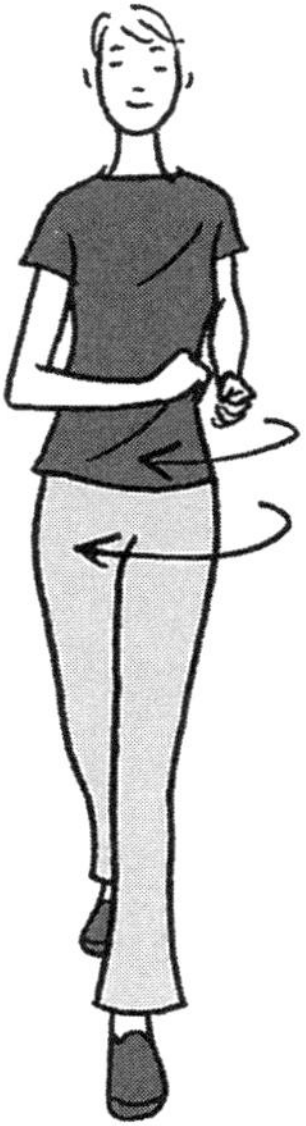

足のむくみ

足にむくみがある人は、ふくらはぎの筋肉をきちんと使って歩くといいでしょう。筋肉が収縮してはゆるんで……をくり返すことで、1歩進むごとに、ポンプのように血液を上に押しあげてくれます。

そのためには、ウォーキングの最中の1～2分ほどでいいので、しっかり「足指で地面つかみ」を行ないましょう。次の1～2分は、かかとから入ってつま先でしっかり蹴り出す、という足の運びを意識しながら歩きます。

こうすると、おのずとふくらはぎを使って歩けるようになります。

肩こり

肩こりが気になるときは、ひじをしっかり後ろに引いて、肩甲骨のあいだを縮めましょう。この縮めたり、ゆるめたり……のくり返しによって、肩のこりがとれてきます。

ひじがなかなか後ろへ引けず、左右に逃げてしまうという人は、肩甲骨がこっている証拠です。

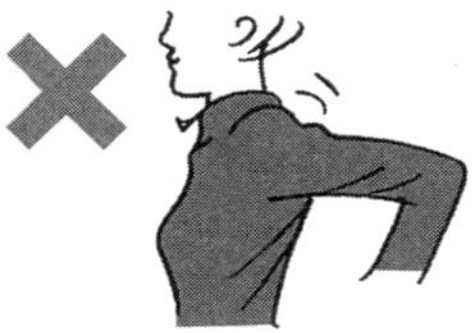

肩があがってはダメ

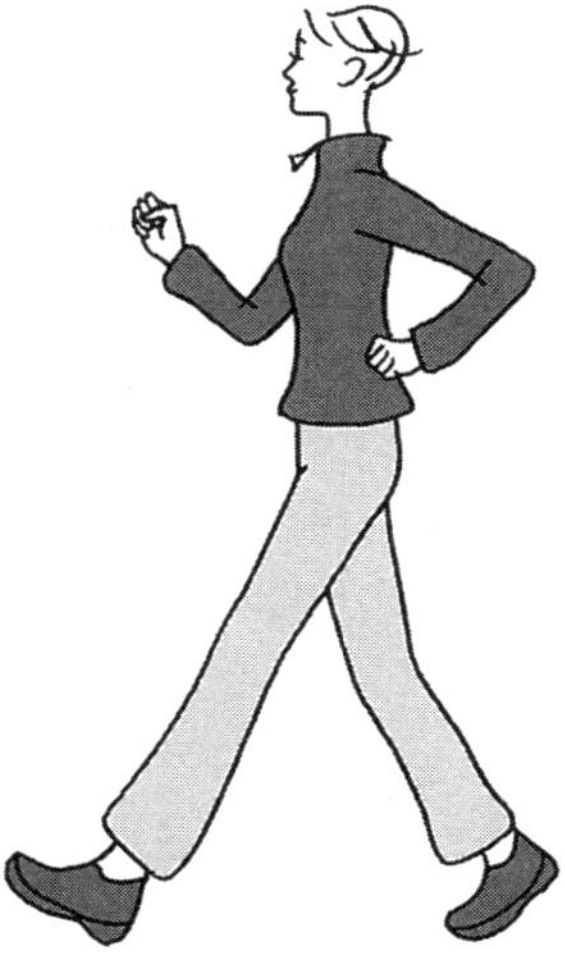

ウォーキングレシピ❸

スリムなボディになりたい

脂肪燃焼には、しっかり歩くのが一番

スリムになりたいなら、脂肪を燃焼させるために「続けて歩くこと」と、パーツを引き締めるために「筋肉をしっかり使うこと」の両方が必要です。

歩く時間の目安は20〜60分。一気に歩くのがつらい、あるいはまとまった時間がとれないという場合は、「しっかりウォーキング」を10分1セットとして、1日に何回か行なうといいでしょう。

長く歩くのがいいからといって、ダラダラ60分歩いても、効果はあがりません。エネルギーが多く使われないと、脂肪の燃焼は効果的に行なわれないからです。

そのためには、脈拍を目標の数値まであげた状態で、ある程度の時間、歩き続けることが必要です（57ページ参照）。

やせたい部分を意識した歩きを

部分的に引き締めたい場合は、「その部分をしっかり意識して動作をする」ということが大事です。足、ウエスト、背中など、気になる部分の筋肉の動きに意識を向けながら歩いてみましょう。

筋肉を引き締める運動は、眠っている筋肉を活性化し、筋肉の形を整え、ボディラインを美しくする効果があります。さらに、しっかり動くことでエネルギー消費が増えます。

もし、同じところをずっと意識し続けながら歩くのがつらいようなら、「しっかりウォーキング」の時間帯に、3～5分はウエスト、3分は腕というように、意識を集中する部分を変えながら歩いてみましょう。

足をスッキリ細く

幅の広い1本の線をイメージして、その上で足を運ぶようにしましょう。左右の足を平行に運ぶ緊張感のないドタドタ歩きをする人は、ももの内側の筋肉がゆるんでいます。内ももの筋肉をしっかり使いましょう。骨盤のところから足が出ているイメージで、ももの内側の筋肉で足を前に送り出します。

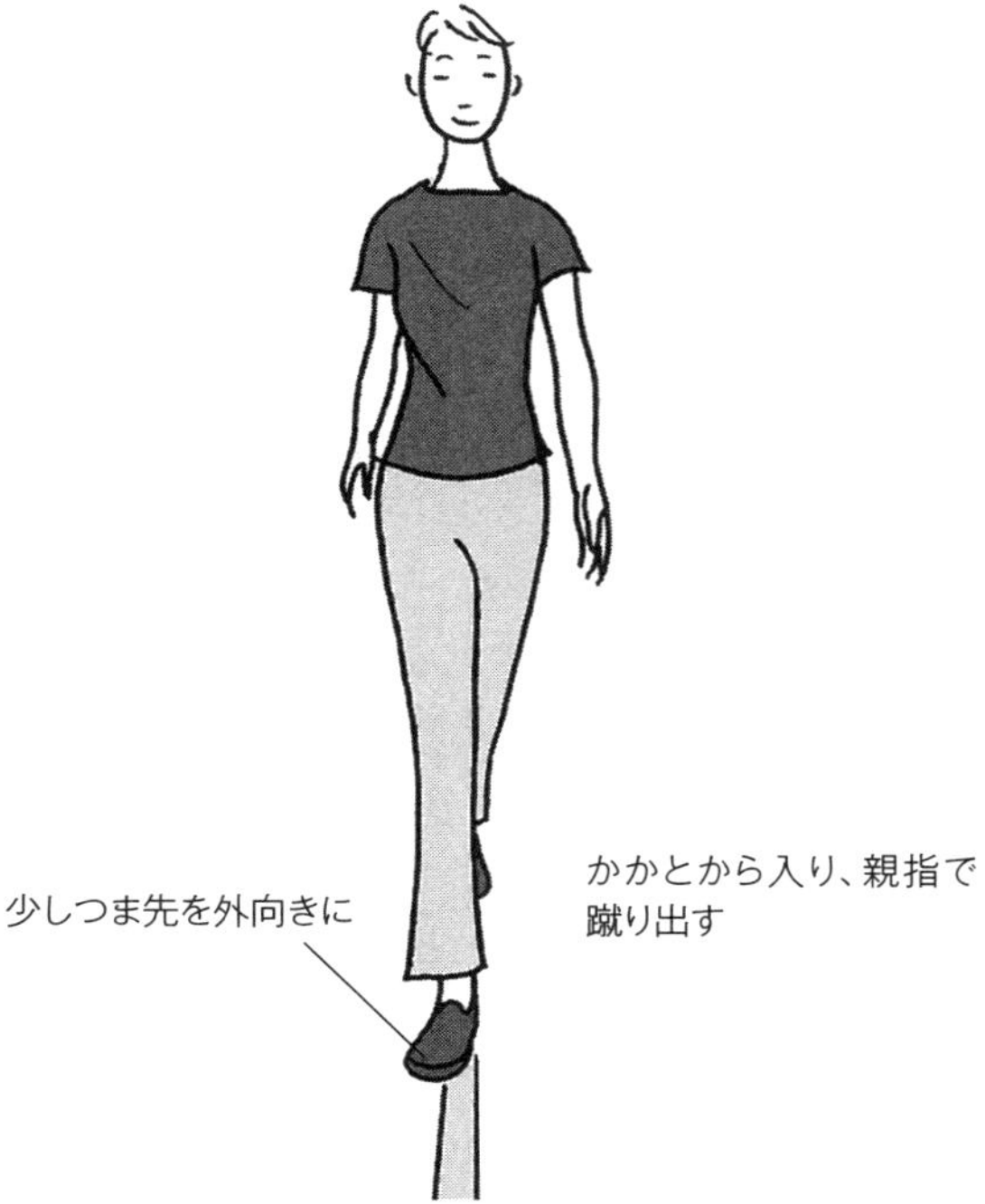
少しつま先を外向きに
かかとから入り、親指で蹴り出す

ヒップアップ

ヒップアップをするには、後足の蹴り出しをしっかりとすることです。つま先で地面を押し出そうとすると、からだよりも足が後ろに残るので、結果的に、きちんと大殿筋が使われることになります。

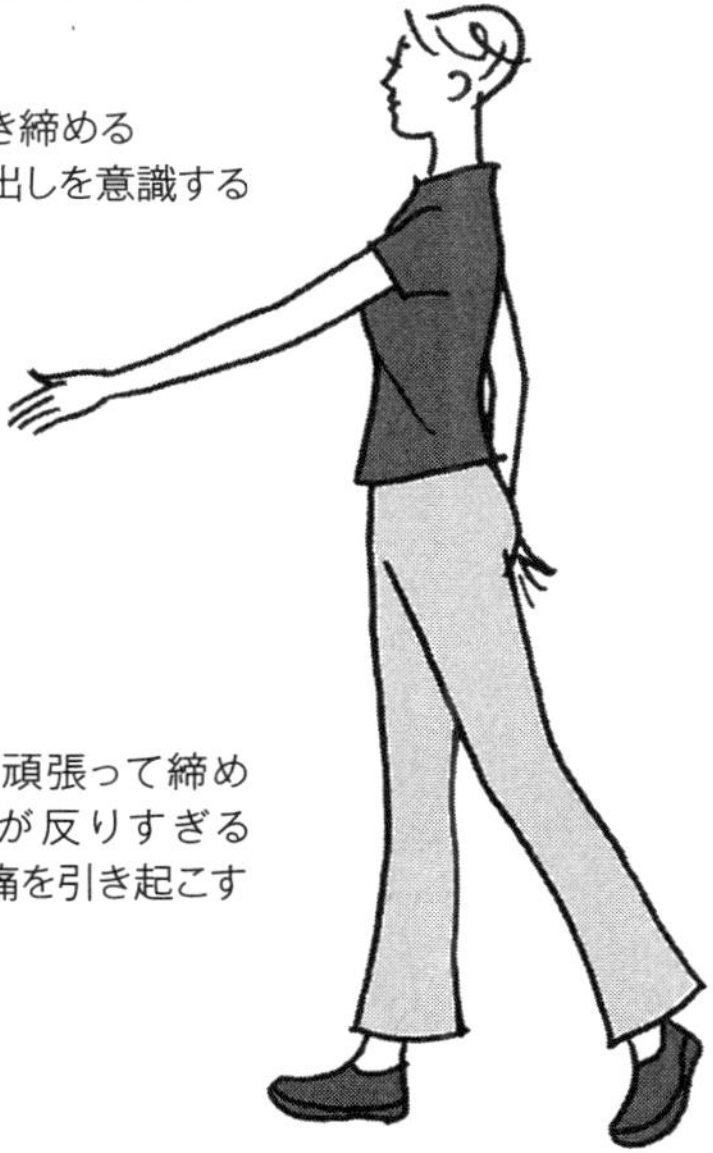
お腹を引き締める
足の押し出しを意識する

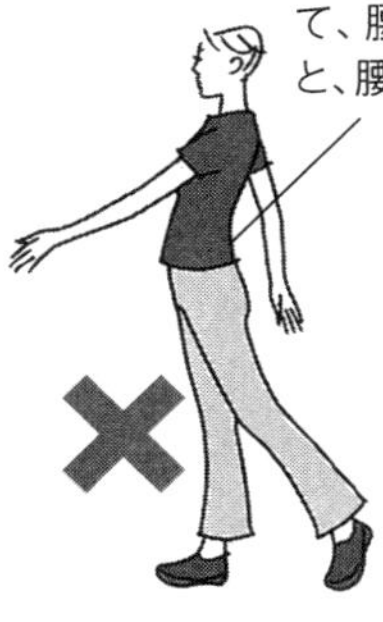
お尻を頑張って締めて、腰が反りすぎると、腰痛を引き起こす

ウエストのくびれをとり戻す

鏡を見たときにウエストにしわができるように、骨盤を地面と水平に回転させて、肋骨と骨盤のあいだをひねるように歩きましょう。肋骨の下から足が出ているようなイメージで足を前に出すと、上手にできます。

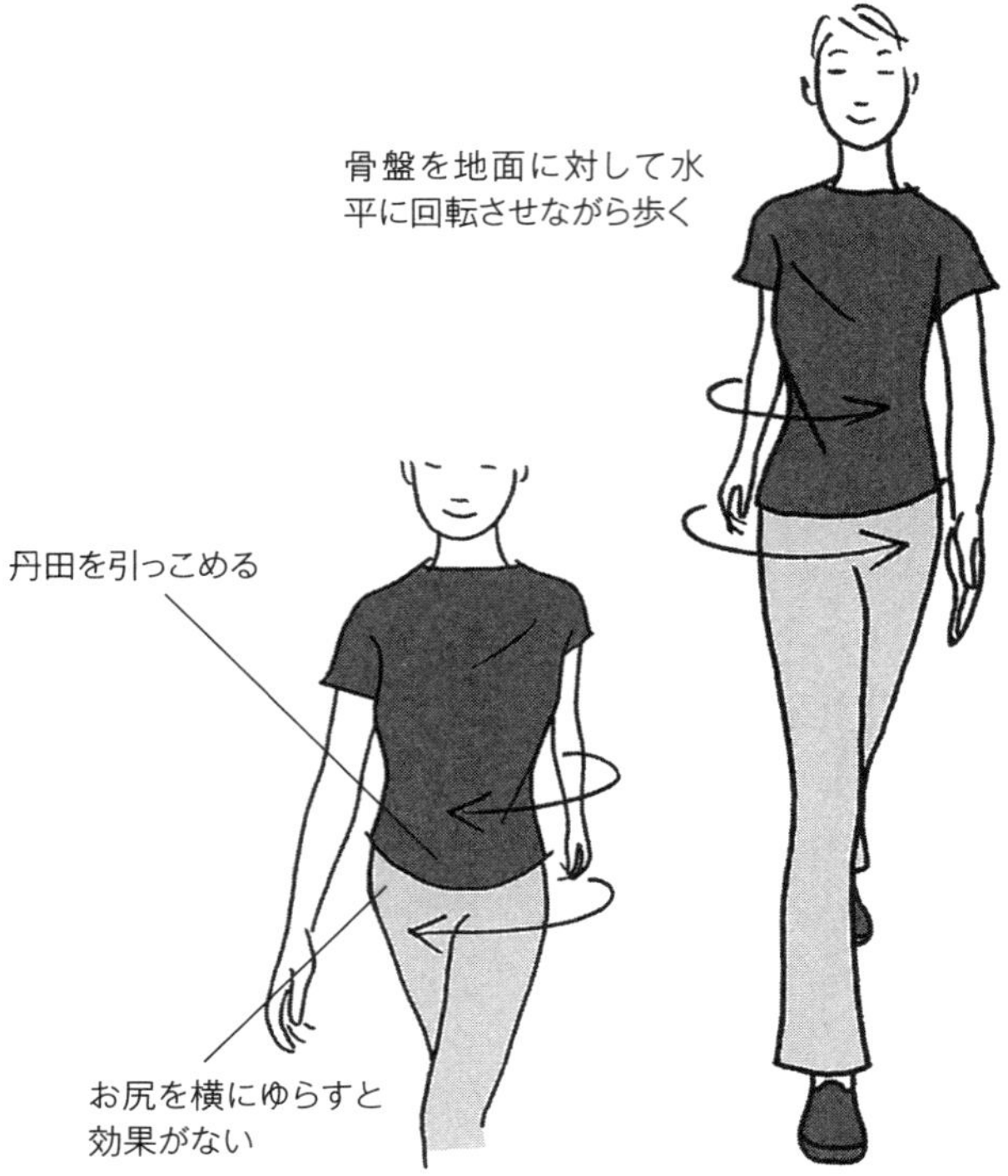
骨盤を地面に対して水平に回転させながら歩く
丹田を引っこめる
お尻を横にゆらすと効果がない

二の腕+背中を引き締める

手を、雑巾を絞るときの腕の回転と同じ方向にひねりながら後ろに振ると、二の腕の筋肉が緊張します。このひねりによって、二の腕がスッキリとしてきます。肩の関節の可動域を大きくするように意識して、腕を振ってください。

また、手を後ろに引いたとき、肩甲骨を縮めるようにしながら、もう少しだけ後ろに引くと、背中の引き締めになります。

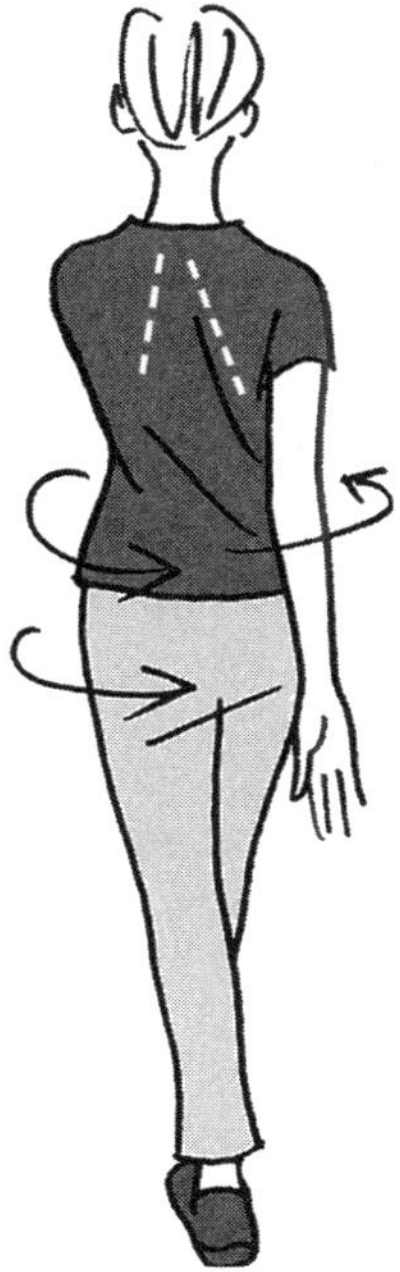

ウエストをひねりながら、逆側の手をしっかり引くと、背中全体の引き締めに

ウォーキングレシピ❹

生活習慣病を予防・改善したい

過食と運動不足がおもな原因

生活習慣病とは、高血圧、糖尿病、高脂血症、肥満など、食生活や運動不足、飲酒、喫煙などの悪い生活習慣が大きく関わっている病気の総称です。

生活習慣病の場合、若い頃から肥満で高血圧症になり、数年後には糖尿病になっていく……というふうに、複数の疾病をあわせ持つことが多いのですが、これはインスリンの働きと深い関係があるのではないかとわかってきました。

それが「インスリン抵抗性症候群」です。

過食や運動不足をはじめとするなんらかの理由で、血液中の糖をコントロールするインスリンが機能しにくくなり、そのため血中のインスリンの量が増えている状態を「高インスリン血症」といいます。一つひとつの症状はその氷山の一角というわけです（次ページの図参照）。

怖いのは、その状態を続けていると、二型糖尿病になったり、動脈硬化を進行させせて脳卒中や心筋梗塞を起こしたり、ガンになる可能性がある、ということです。

生活習慣病の原因になる過食や運動不足を解消することで、海面に現れた症状は、少しずつ水没していくわけです。

インスリン抵抗性症候群

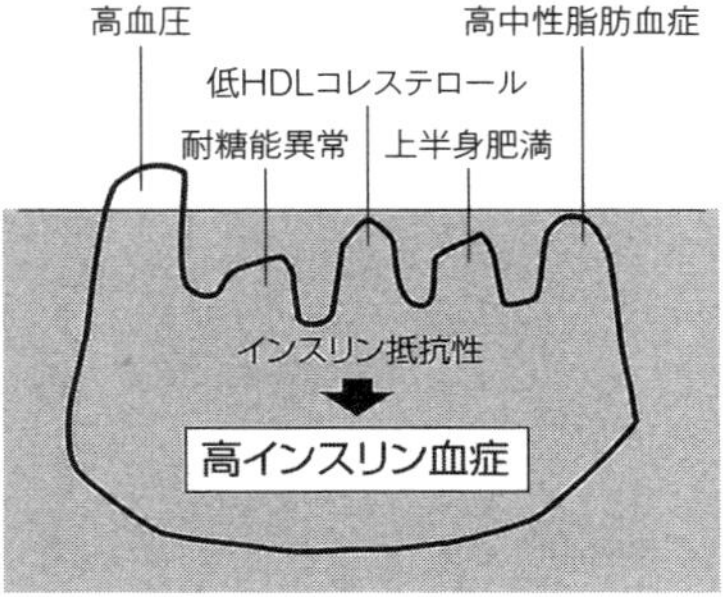
高血圧
高中性脂肪血症
低HDLコレステロール
耐糖能異常
上半身肥満
インスリン抵抗性
高インスリン血症

生活習慣病の人の基本の歩き方

生活習慣病を予防・改善するためには、過食と運動不足によって余った力ロリーを使いながら歩きたいわけですから、基本的には、スリムなボディになりたい人の歩き（ウォーキングレシピ③）と同じです。

ただし、自分に合った「運動強度」で効果的に歩きましょう。くれぐれもムリは禁物ですが、57ページでご紹介したように、運動効果のあがりやすい脈拍と自覚的運動強度というものがあります。歩き出して数分後に脈拍を計ってみるのもよいですし、自分のからだの状態を自覚することで強度を知るのもよいでしょう。

できれば少しでも長い時間、しっかりと目標の運動強度を維持して歩いてください。「ゆったり歩き」を数分したら「しっかりウォーク」を10分するのでもよいですし、続けて歩く20分のうち「数分歩く」↓「1分小走り」↓「数分歩く」↓「1分小走り」というくり返しをするのもよいと思います。

ただし、腰やひざなど、他の部分に故障を抱えている方は、そちらのカバーが最優先です。できる範囲でのしっかりウォークをしてください。

糖尿病の人の注意点

年齢や発症してからの年月、合併症の有無などによって注意点が違ってきます。個人差が大きいので、まずは主治医の指示を仰ぎましょう。

基本は「よく歩くこと」です。血中の糖をしっかり使い、筋肉中の糖の使われ方を改善するためです。

ただし、気をつけたいのは、関節痛などとの兼ね合いです。糖尿病の人は、とかく動け動けといわれますが、関節が悪い人は関節痛のために歩けなくなり、糖のコントロールができなくなってしまう可能性があります。

ですから、もし可能なようなら、筋トレをお勧めします。関節まわりの筋肉を強化して、関節を守りながら歩きましょう。また、筋肉の量を増やすことで、筋肉が糖をたくさん消費できるようになったり、筋肉で糖が使われやすくなったり、といった効果も期待できます。

インスリン注射でコントロールされている場合は、歩いている最中の低血糖が心配です。医師の指示のもと、かならず甘いジュースやブドウ糖を持ち歩きましょう。

高血圧の人の注意点

血圧が高い人は、自分の血圧の高い時間帯を知っておくとよいでしょう。その時間帯は、ハードな運動を避けるようにします。

朝をウォーキングタイムにあてている人も多いのですが、朝に血圧があがるタイプの人は、血圧が落ち着く時間に変えるなど、工夫してください。

歩き方は、「生活習慣病の人の基本の歩き方（長くしっかりウォーキング）」でよいのですが、歩きはじめる前には、ストレッチを念入りに行なって、きちんとウォームアップしましょう。

寒い日は室内と屋外の気温差が大きいため、外に出て血圧がグッとあがることがありますから、玄関先で外気温にからだを慣らしてから出ていったり、真夏なら急に冷房の効いた部屋に入って涼まないなど、気温差にも十分配慮してください。

骨粗しょう症の人が転倒を予防するための注意点

骨粗しょう症は、骨がスカスカになり、骨折しやすくなる病気です。何よりも怖いのは、骨折することによって日常生活の行動範囲が著しく低下し、寝たきりや閉じこもりになってしまうことです。

転倒による骨折を避けるためにも、まずは自分の歩き方に意識を向けてください。もつれ歩きをしていないか、O脚ではないか、すり足になっていないか……など、110ページからの「クセ歩きカウンセリング」をもう一度見直して、正しい歩き方で歩くようにしましょう。

また、歩きはじめる前に、ウォームアップをしっかり行なって、なめらかに足が運べるようにしておくことも大事です。

一方で、筋トレも積極的に行ないましょう。自立した老後を送るためには、骨、関節、筋肉と、これらを制御する神経の機能が維持されることが必要です。
つまり、筋トレを続けることで、運動機能の老化を予防していきたいのです。
66ページからのトレーニングメニュー完全制覇を目指して、頑張りましょう。

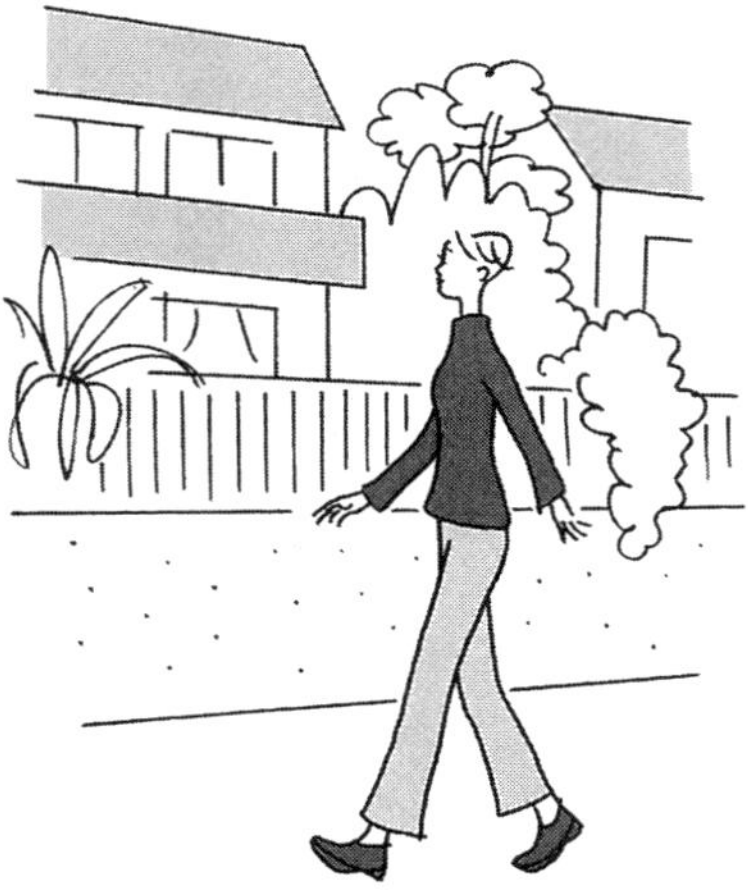

ウォーキングレシピ⑤

ストレスを解消したい

ストレスは万病のもと。ストレス社会といわれる現代において、ストレス解消は元気に暮らすために欠かせない健康法のひとつといえます。楽しく歩いて、ストレスを発散しましょう！

ストレスは万病のもと！

黒い土は栄養が豊富なので、種を植えて水をやれば、勢いよく芽吹き、植物はスクスクと育ちます。しかし、カラカラに乾いてひび割れているような地面では、豊かな緑は育ちようもありません。

からだもそれと同じで、ストレスを溜めこむことは、からだにとって病気を起こす土台をつくっているようなものなのです。

ストレスは、免疫力を低下させたり、自律神経の失調を引き起こしたりして、腰痛や肩こり、目の疲れ、頭痛、胃腸の不調、不眠症など、さまざまな不定愁訴を呼びこみます。さらには生活習慣病、脳卒中、心筋梗塞、ガンの発症にも、大きく関わっていることがわかっています。

だからこそ、ストレスを溜めこんだままにせず、病気になる前にできるだけ解消し、さらにはストレスに強いからだと心をつくりたいものです。

近くに緑いっぱいの公園があったら、早朝のすがすがしい空気のなか、木や土の持つ癒しの力を借りながら、自分の心地いいペースで歩いてみましょう。176～177ページの歩き方を参考にしてください。

息をしっかり吐きながら歩く

ストレスと呼吸のあいだには、深い関係があります。ストレスで緊張しているときには、浅い呼吸になっているものです。みなさんも、深呼吸をすることによって、不安な気持ちがやわらいだり、スッキリした気分になったりした経験があるでしょう。これは、深く息を吐くことによって、自律神経の副交感神経系が刺激され、リラックスした状態になるからです。

歩くときにも、この深い息を実践してみましょう。息を吸いながら2歩歩き、吐きながら4歩歩きます。4歩分吐き続けるのが苦しければ、3歩でもOKです。とにかく、吐く息に集中しましょう。息をしっかり吐けば、おのずと深く吸いこめます。

ただし、つねにストレスで緊張している人は、呼吸筋も動きにくく、ふだんから呼吸が浅くなっていることが多いもの。94～96ページでご紹介した「呼吸筋のストレッチ」をしっかり行なってから歩きはじめましょう。

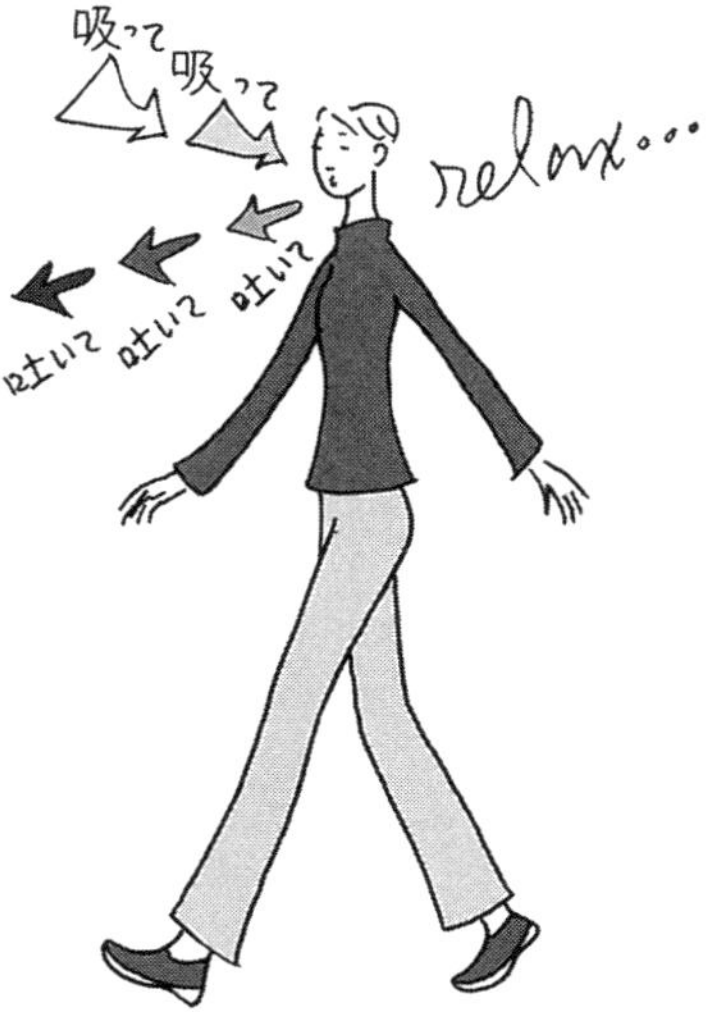
吸って
吸って
relax…
吐いて
吐いて
吐いて

深い呼吸は、心身をリラックスさせます。ですから、呼吸筋のストレッチは、歩かないときにも、ぜひ実行してみてください。日常の呼吸も深くすることができます。

快活に歩く

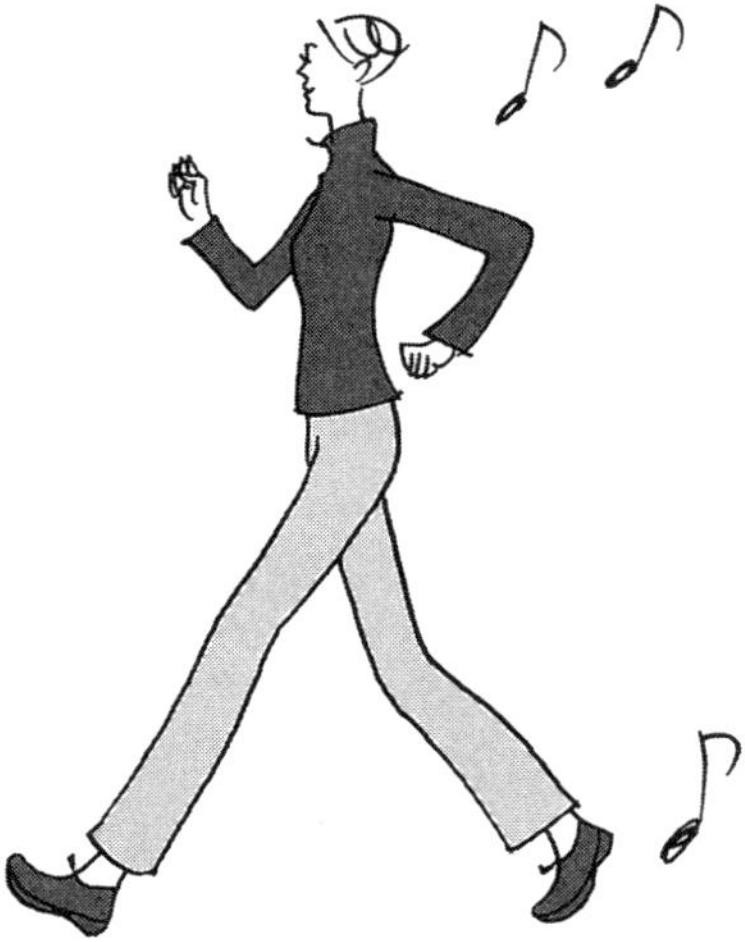

発散したい気分のときには、アップテンポで、汗をかくくらい元気に歩きましょう。腕をしっかり振って、上半身を大きく動かしながら、ときどき小走りを加えるなど、少しハードな動きを加えるのもお勧めです。
交感神経が刺激されて高揚感が得られますし、運動後にはからだを整えようとして副交感神経が優位になり、結果的にリラックスできます。
ただし、日頃あまり運動していない人が急に小走りするのは危険なので、自分のからだとよく相談しながら歩きましょう。

ゆったりと歩く

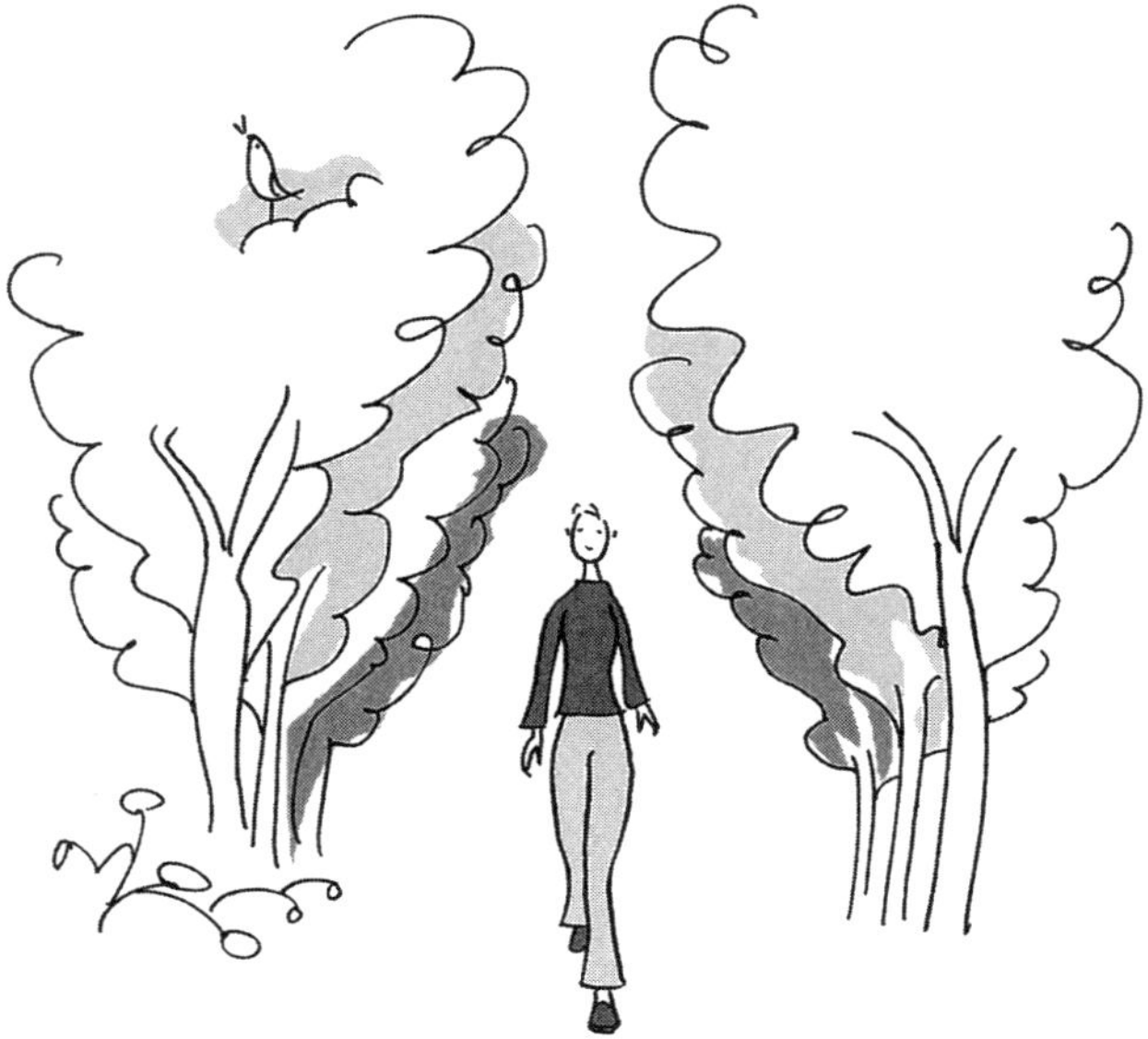

リラックスしたい日には、ゆっくり深い息をしながら歩きましょう。スローテンポの音楽を聞きながら、それに合わせて足を運ぶのもいいものです。
また、いい風景を思い浮かべながら歩くのもお勧めです。「いま、森のなかを歩いている」「小川に沿って、せせらぎを聞きながら歩いている」など、気分がすがすがしくなるイメージを思い浮かべて歩いてみましょう。
ただし、どちらもまわりの音が聞こえづらくなるので、人通りの少ないところで行なってください。

ウォーキングレシピ❻

もっと体力をつけたい

ひと口に「体力」といっても、「持久力」「筋力」「柔軟性」「バランス感覚」などといった要素があります。体力をアップするには、いろんな運動要素をバランスよくとり入れる必要があります。

健康のための運動の3本柱

「有酸素運動（＝ウォーキング）」は持久力を、「筋力トレーニング」は筋力や筋持久力を、そして「ストレッチ」は、柔軟性を向上させるという特徴があります。

この3つの要素を食事にたとえると、有酸素運動は「ご飯」、筋トレは「肉・魚」、ストレッチは「野菜や果物」というイメージになるでしょうか。

主食のご飯は、歩くためのエネルギーになるし、肉と魚は、筋トレをすることで筋肉になります。ストレッチで代謝をよくしたり、柔軟性を保つことができるというのは、野菜や果物のミネラルの力に似ています。ですから、長く歩けば体力がつく、というわけではありません。ご飯だけ食べ続けるようなものだからです。

また、最近、「筋トレが必要」と盛んにいわれていますが、肉・魚を食べたら、野菜はその3倍食べたいのと同じように、ストレッチも入念に行なう必要があります。それぞれの「運動」の特徴を知っておくことが、効果をあげるポイントになってくるのです。

歩くために行ないたい筋トレとストレッチには、次のような効果や目的があります。

・正しい姿勢をきちっと支えられるようになる
・正しい関節の動きを可能にし、動作を楽にする
・痛みやこりを起こしにくくする
・運動量をあげることができるようになる
・若々しく、印象などもよくなる

体力をつける歩き方とは

しっかりと持久力をつけるためには、一般的に「最高脈拍の70～80％程度の有酸素運動がよい」といわれていますが、歩くことでそこまで脈拍をあげることは難しいものです。

また、日頃運動不足の人は、いきなり70～80％で歩くのはムリです。40％くらいの強度から慣らしはじめて、徐々に目標をあげていきましょう。

歩き方の工夫としては、いままでの歩きに少しずつ負荷を加え、脈拍をあげていく――たとえば、

・腕を後ろに大きく振って、いつもより少し大またで歩く
・全部を早歩きにするのではなく、途中に少し急ぎ足を入れる
・歩いている最中に、こまめに1分間くらいの小走りを入れる
・途中に坂道や階段を入れる

・遠回りするが、到着時間は同じになるようにする

といった具合に、ウォーキングルートのなかで、運動強度をあげられそうな要素を探してみましょう。

さらに、歩いているあいだにストレッチもとり入れて、筋肉をほぐすことも大切です。

・エスカレーターに乗るときにストレッチをする
・公園のベンチに手をかけ、肩をストレッチする

などの要素もとり入れてみましょう。

C タイプ 歩く人生を楽しもう！

ウォーキングレシピ❼ 非日常的な歩きを楽しむ

健康のために歩くというのは「歩くこと」そのものが目的になっていますが、ここでは歩くことによって得られる楽しみを大切にする「非日常的な歩き」をお勧めしたいと思います。

たとえば、旅行に行けば、丸一日かけてひとつの街を散策したりします。長時間立ちっぱなしだったり、ふだんは避けて通るような急坂を上って海を見下ろしたり、暑さや寒さ、雨にも負けずに歩かなければならないこともあるでしょう。

海外旅行ならなおさら、二度と来られないかもしれないからこそ、少々の足の痛みなどおして頑張ることでしょう。また、ハイキングや登山などは、明らかに日常的な歩きとは異なる技術が必要です。

そして「お遍路さん」には、そのすべての要素が詰まっています。山歩き、階段の上り下り、街歩きを織り交ぜて、連日、長距離を歩き続けなければなりません。

歩く楽しさの本質を味わう

でも、そこには、自分の足と体力、そして技術で目的地へ到達する――という「歩きの楽しさ」の本質があります。いうなれば、歩くことの最終的な目的がここにある、と私は思うのです。

ただし、非日常的な歩きを楽しむためには、日常とは違った歩き方の意識をしなければならない場面があります。そこで、山道や階段の歩き方などをご紹介しておきましょう。また、あとで紹介するストレッチをときどき行なって、しっかり疲れをとることも、目標の達成には大切です。

山道の歩き方

登りのきつさを心配しがちですが、下りはさらに体力・脚力を要求されます。体力の温存を第一に考えた、「疲れずに歩く技術」が必要となります。

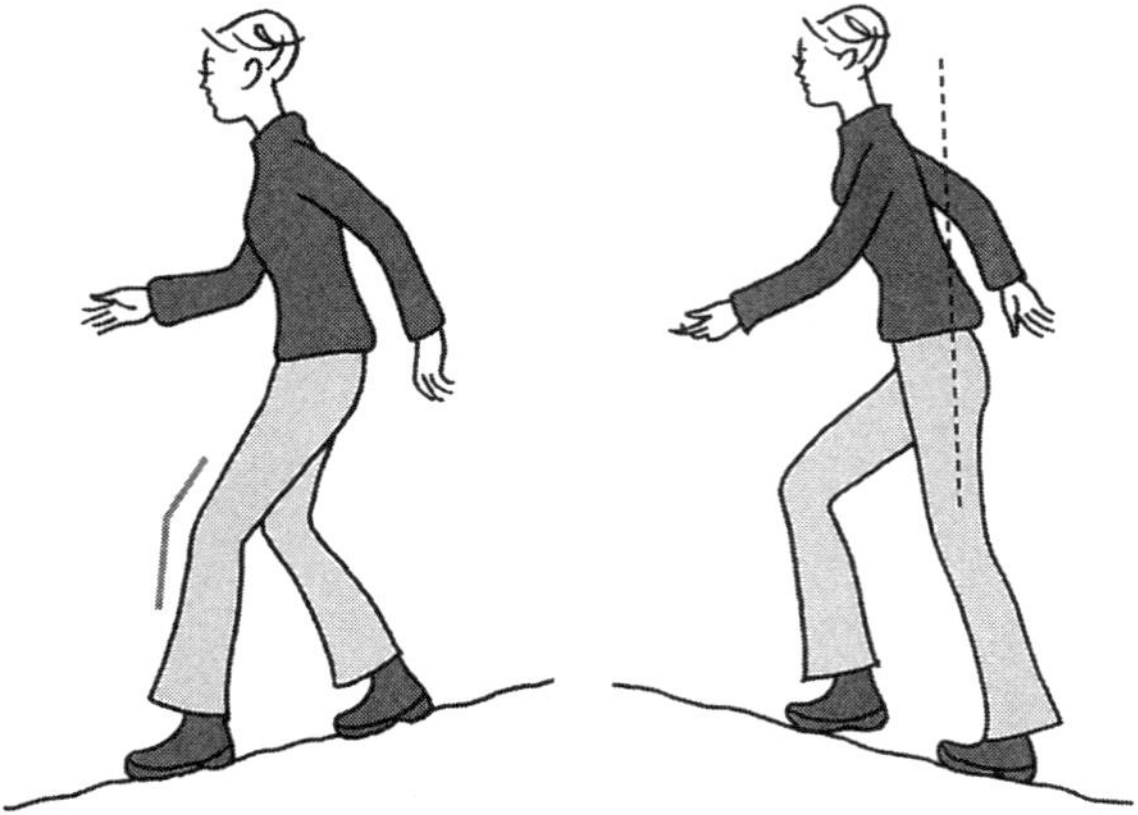

下り

下りで一番の問題はひざにかかる負担です。そのため、ひざをつっ張らずにゆるみを持たせ、筋肉をクッションのように使って歩きます。足がすべらないよう、足裏全体で地面をつかむように、1歩1歩確実に着地しましょう。上体の反らせすぎは腰痛を起こすので注意して。

登り

登りでは、ももをあげすぎず、やや前傾姿勢で、お腹で足をあげるように歩きましょう。ふくらはぎではずみをつけないように注意します。

階段の上り下り

階段を長く歩き続けるには、「負担のかかる部分を分散する」テクニックを使います。

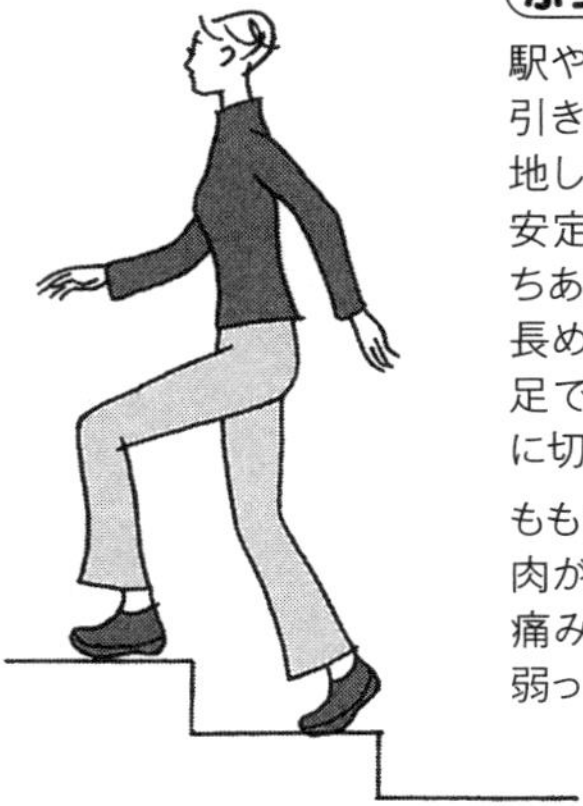

ふつうの階段

駅や歩道橋などの階段は、ももをしっかり引きあげて、前足のつま先から確実に着地します。おへその下に力を入れて腰を安定させながら、後足でからだ全体を持ちあげるようにして、1段上にあがります。長めの階段では、ももで引きあげたり、後足で押しあげたりと、使う筋肉を意識的に切り替えます。

ももがすぐに疲れる人は、ももの前面の筋肉が、おりるときにグラついたり疲労感や痛みを感じる人は、ももの裏側の筋肉が弱っています。筋トレできたえましょう。

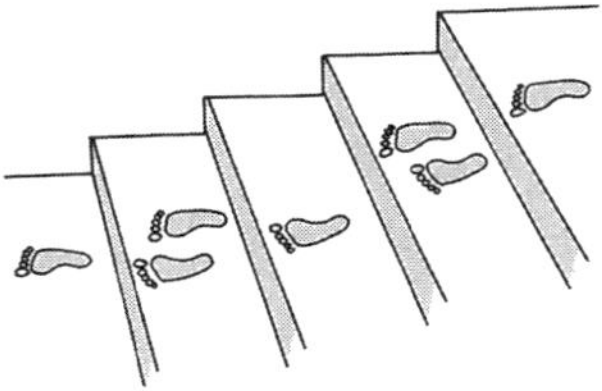

幅の広い階段

寺院などの1段の高低差が低く幅の広い階段を1段1歩で下りようとすると、大またでひざにドンと負担をかける歩きになってしまいます。

1段を1歩で歩いたら、次の1段は2歩で歩き、同じ側の足ばかりに負担をかけないようにして左右のバランスをとりましょう。

ウォーキングレシピ❽

毎日続けて長距離を歩くとき

歩き方をいろいろと変えて

ツアーなどに参加して、連日たくさん歩かなければならないときには、ムリして「いい歩き」を続けるより、「疲れず、どこも痛めずに歩き通すこと」を最優先させることが必要です。

この場合も、歩き方に変化をつけましょう。

たとえば、しばらくは大またで歩き、今度は小またで歩いてみる。時々、足の指に力を入れて蹴り出したかと思えば、つま先をしっかり引きあげて、かかとから着地することを意識してみる、というふうに、使う筋肉を分散させるのです。

また、両手を空けてしっかり腕を振ることも、疲れない歩きをするポイントになります。

まめにストレッチを

毎日歩き続けると、どうしても疲れが蓄積してきてしまいます。ストレッチは、筋肉の疲労回復に目覚ましい効果を発揮します。また、ストレッチを行なうことによって、気分がリフレッシュして「よし、歩こう」という気になったり、全身に力がよみがえってきたりします。

歩いている最中も、とにかくまめにストレッチをしましょう。お遍路さんなど長距離踏破を目指す人なら、立ち止まったわずかの時間でもできるストレッチを行なうといいです。

夜には30分くらいかけて、じっくり全身をストレッチしましょう。次の日の元気さがまったく違います。

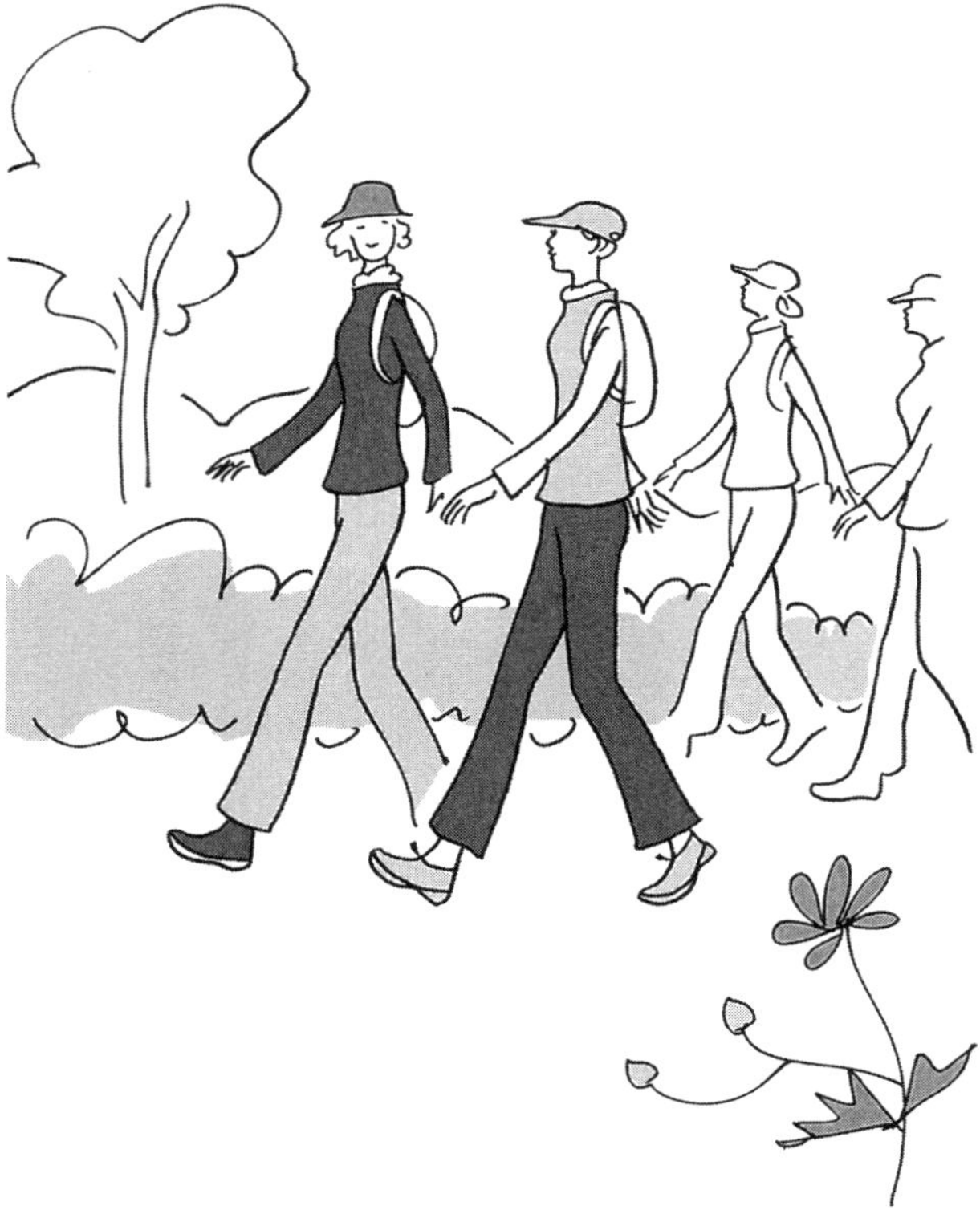

第5章

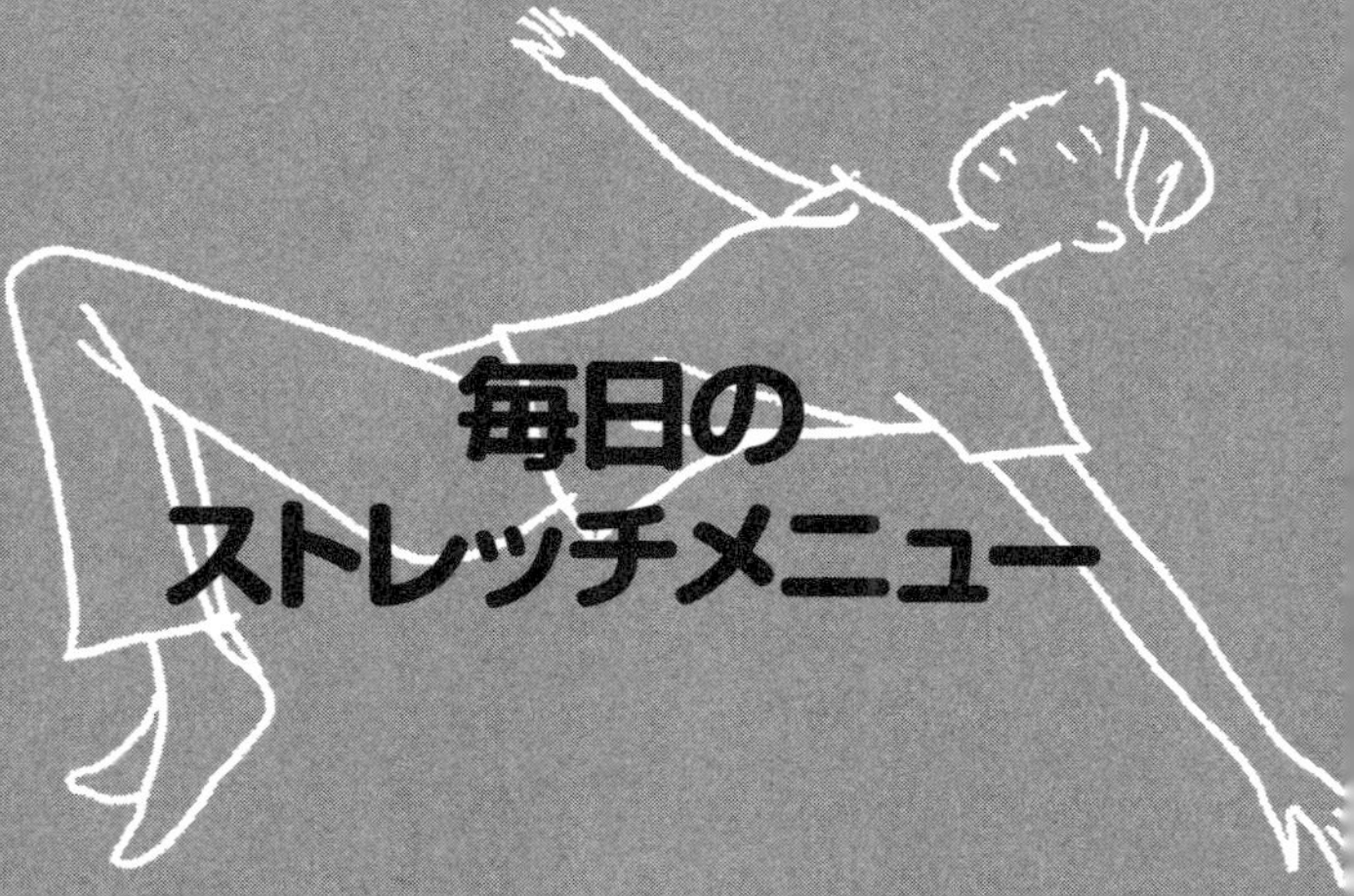

毎日の
ストレッチメニュー

ストレッチを行なう際の注意点

この章では、からだの硬い人向け、柔らかい人向けの2パターンのストレッチをご紹介しています。なるべく行ないやすく、効果が十分得られるものを選びました。いずれも、1回20秒×左右2～3回ずつ行ないましょう。

なお、ストレッチを行なう際は以下の点に注意してください。

◎つっぱっているという感じが伸びているところです。
◎伸ばす部位をしっかり意識しましょう。
◎息を吐きながら伸ばしましょう。
◎自分の柔軟性に合った動作で行ないましょう。
◎はずみをつけないで行ないましょう。
◎ひとつの動作で10～20秒くらいジーッと静止しましょう。

肩と胸のストレッチ

柔らかい人向け

「硬い人向け」の姿勢から、さらに腕を上に引きあげ、胸を張ります。胸や肩が伸びていることを意識しながら行なってください。

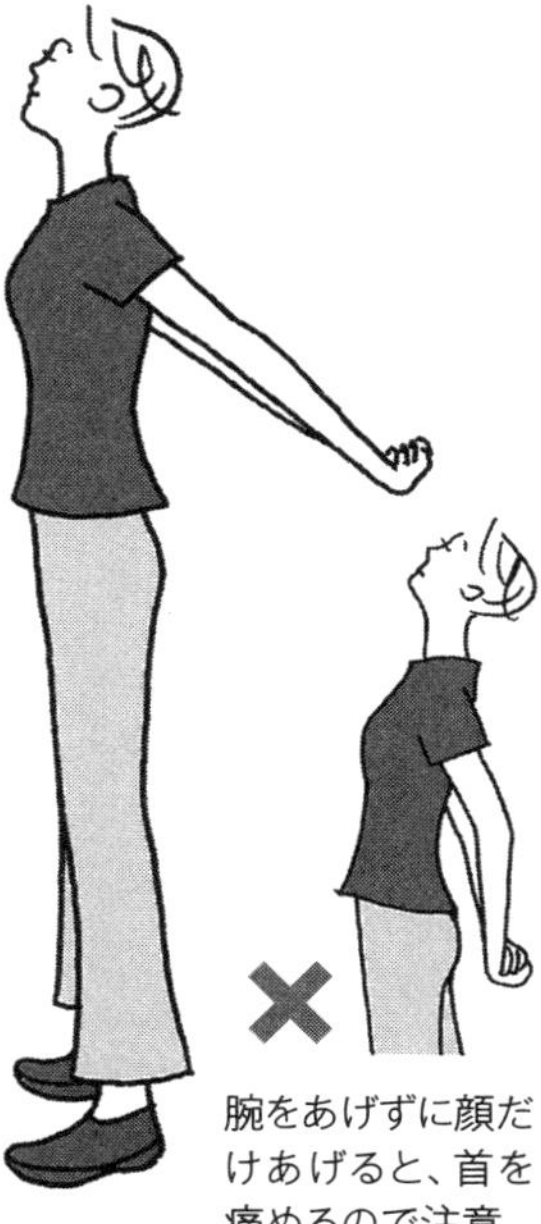

腕をあげずに顔だけあげると、首を痛めるので注意

硬い人向け

両足を肩幅に開いて立ち、両手を後ろで組みます。息を吐きながら顔をあげて、胸を張るようにしましょう。この姿勢をキープします。

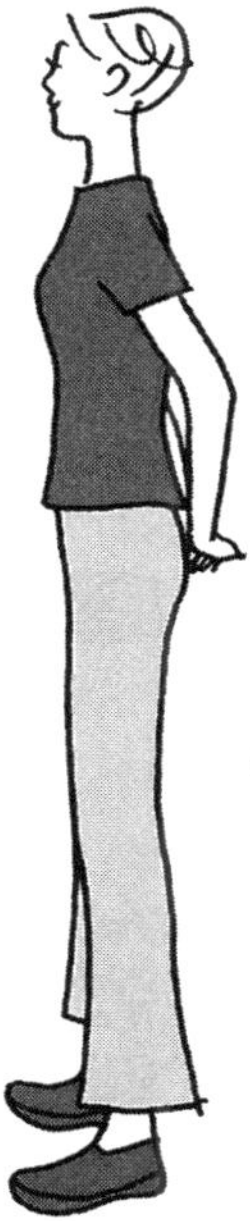

手は後ろで組む

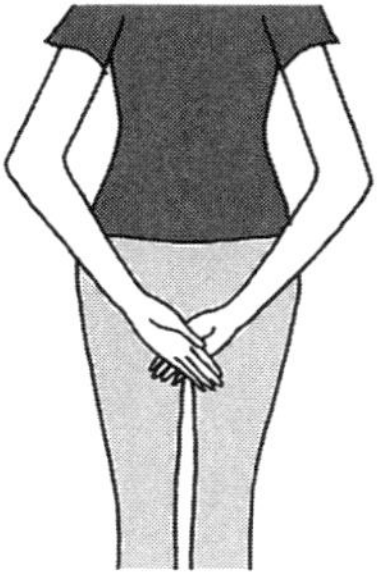

もものの前側のストレッチ

【 横になって行なう場合 】

硬い人向け

うつぶせに寝て、右手はあごの下に。左手で左足のズボンのすそをつかみ、息を吐きながらお尻のほうに引き寄せ、ももの前側を伸ばします。

ももの前面が伸びていることを意識しながら行なってください。反対側も同様に。

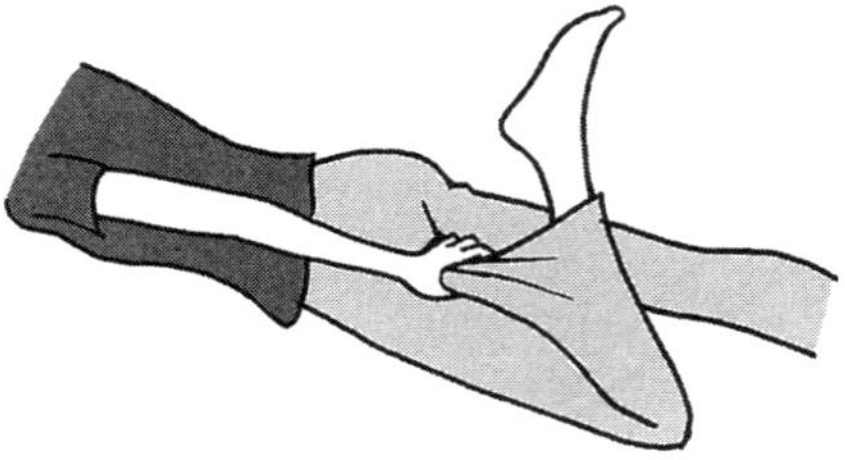

柔らかい人向け

つま先がつかめるなら、ここを持って引き寄せましょう。

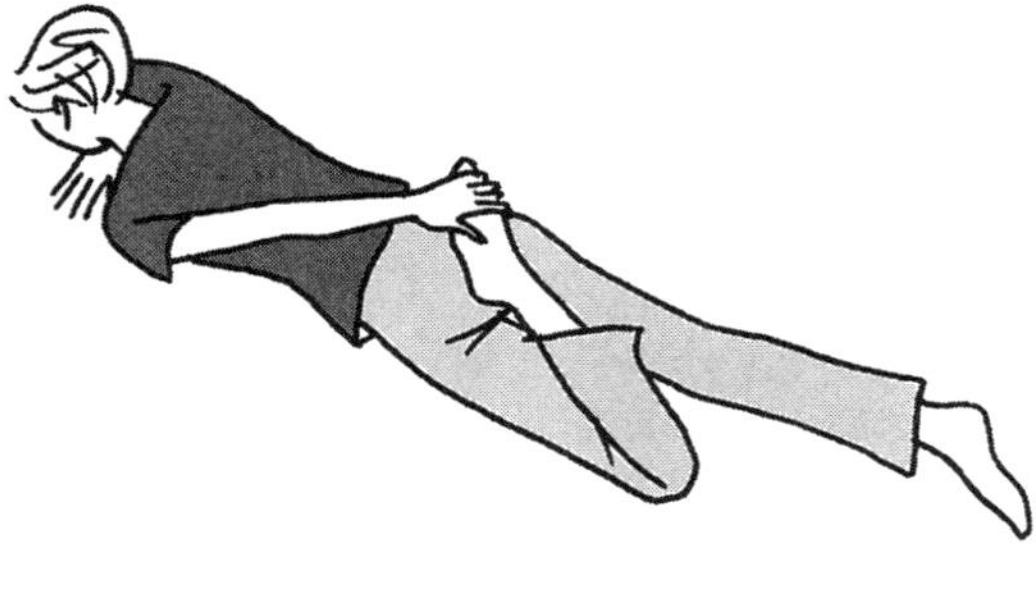

【 立ったまま行なう場合 】

柔らかい人向け

つま先がつかめるなら、ここを持って引っ張りましょう。

硬い人向け

右手をイスの背にかけてからだを安定させ、左手で左足のズボンのすそをつかみ、息を吐きながらお尻のほうに引き寄せます。
ももの前面が伸びていることを意識しながら行なってください。反対側も同様に。

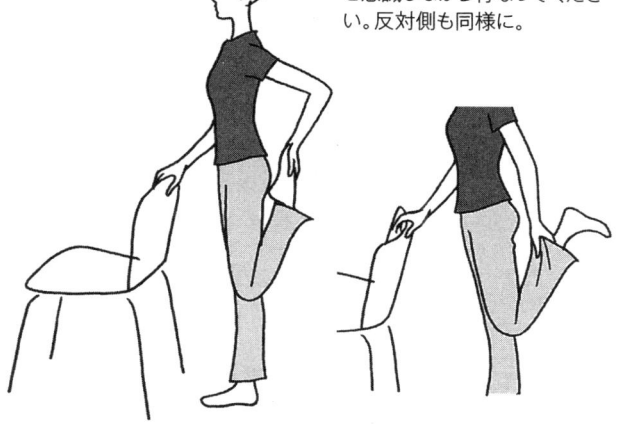

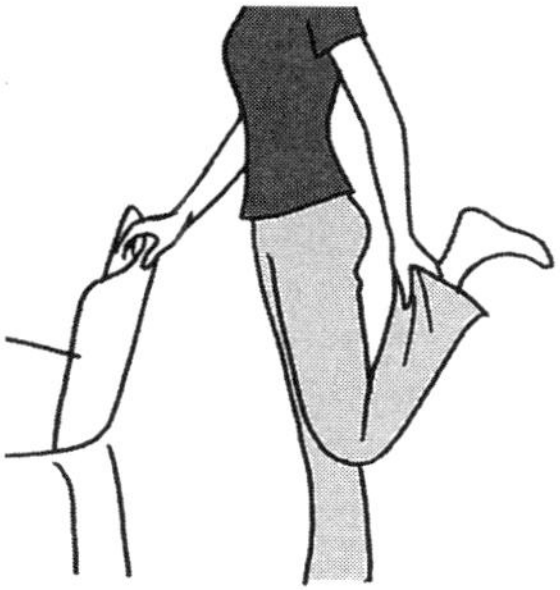

もものの後ろ側のストレッチ

【 横になって行なう場合 】

硬い人向け

床に座り、足はそろえて伸ばします。ひざをしっかりと伸ばし、手を後ろについて、上体は起こしたまま、胸を張りましょう。背中を壁に預け、お尻から背中全体を壁にピッタリとつけてもいいですね。

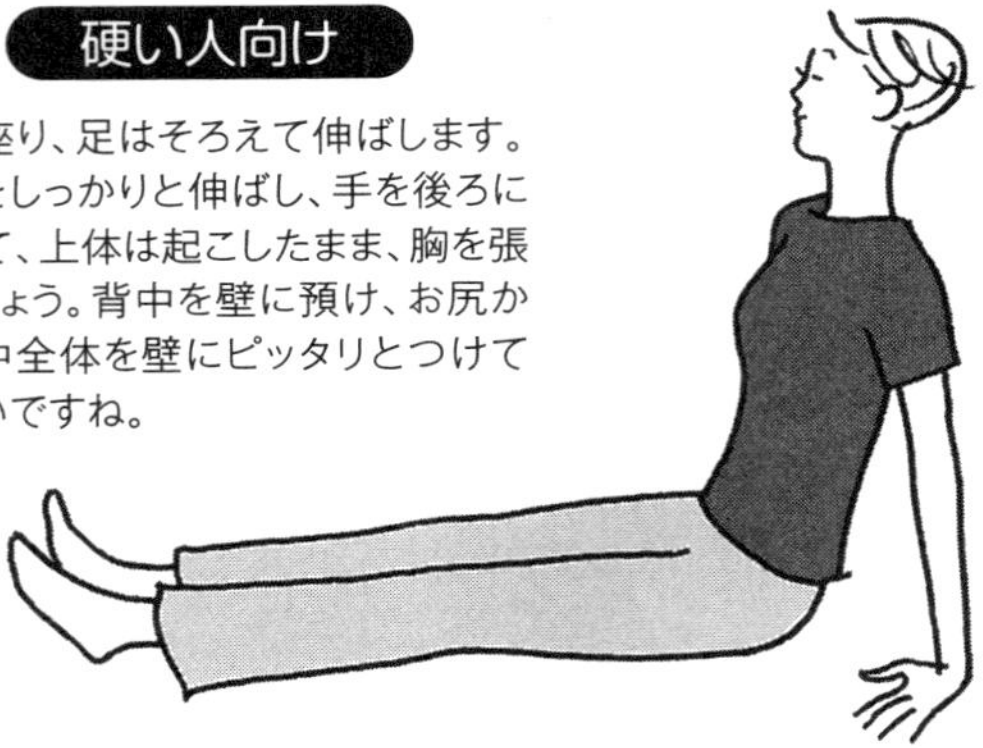

柔らかい人向け

床に座り、足はそろえて伸ばします。手を前に伸ばし、足先を持って（持てない人は届くところまででOK）、背中を丸めないようにして、息を吐きながら上体を前に倒していきます。ももの後ろ側が伸びていることを意識しながら行なってください。

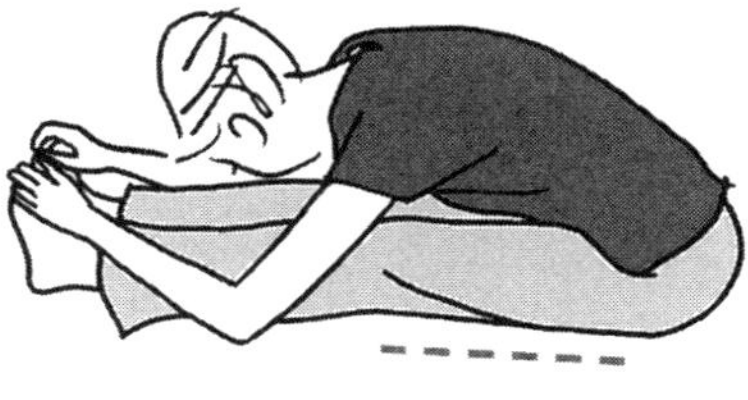

※ひざが伸びた状態でできるほうを選んでください。

【立ったまま行なう場合】

両足を肩幅に開いて立ち、ひざを伸ばしたまま、息を吐きながら上体を前に倒していきます。できるところまででOK。

手を床に近づけることよりも、ももの裏側が気持ちよく伸びていることを意識しましょう。

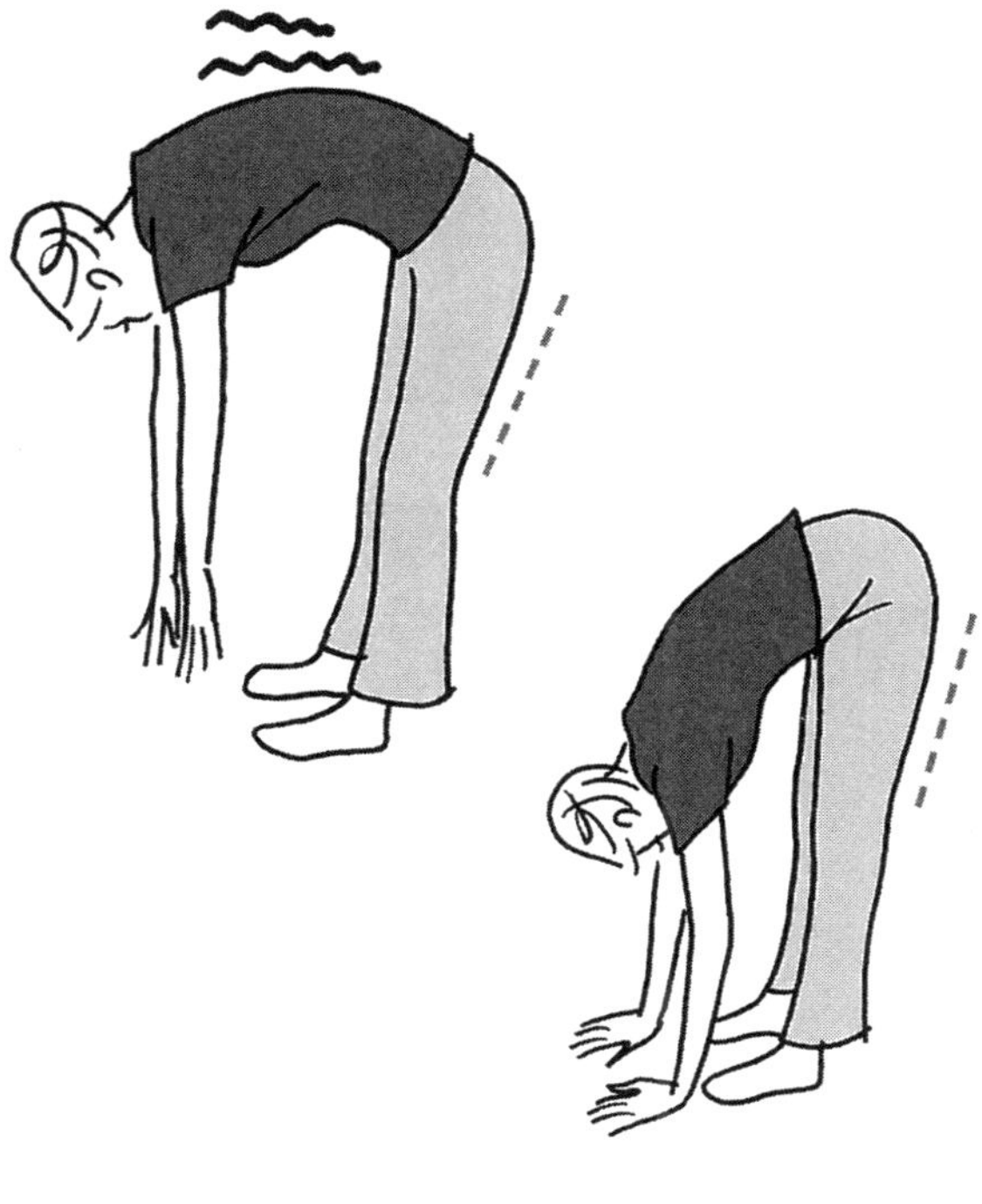

ももの後ろ側から腰にかけてのストレッチ

硬い人向け

右足のひざの後ろを両手で抱え、息を吐きながら胸のほうへ引き寄せましょう。ひざはムリに伸ばさなくてもOKです。

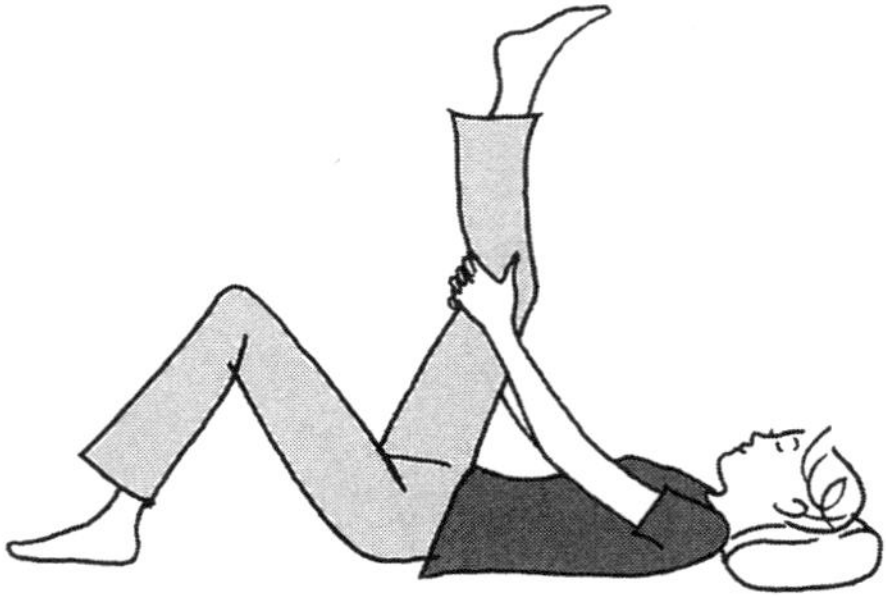

柔らかい人向け

右足の足首を両手でつかみ、ひざをしっかり伸ばして、胸のほうへ引き寄せましょう。

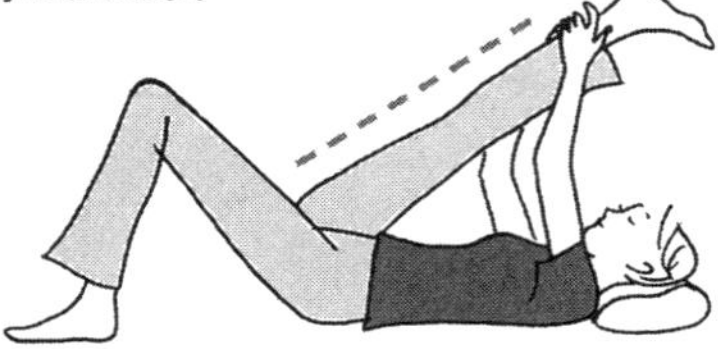

余裕のある人は、左足も伸ばしてみて

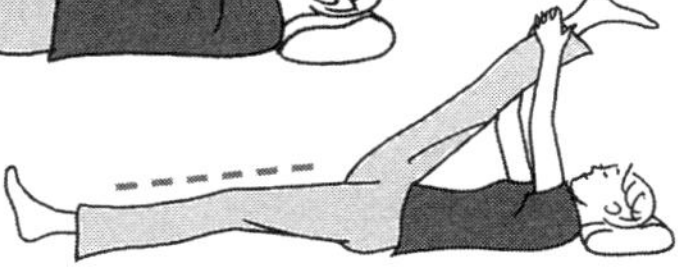

ももの内側のストレッチ

硬い人向け

床に座ってひざが曲がらないくらいに足を開き、つま先は上に向けます。両手をからだの後ろ側について、腰を前に押し出すようにして胸を張りましょう。ももの内側がしっかり伸びます。

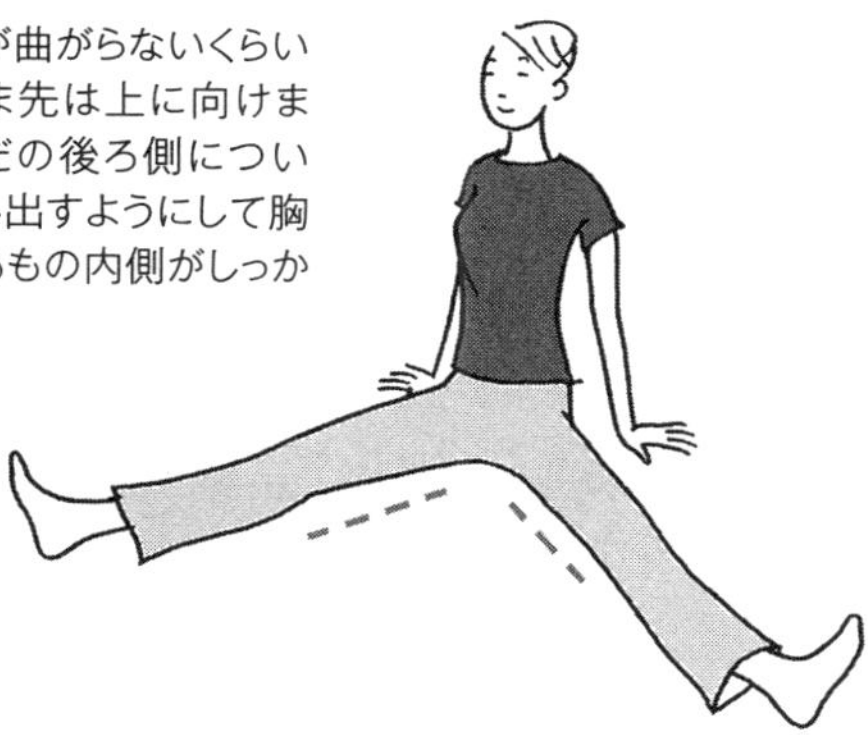

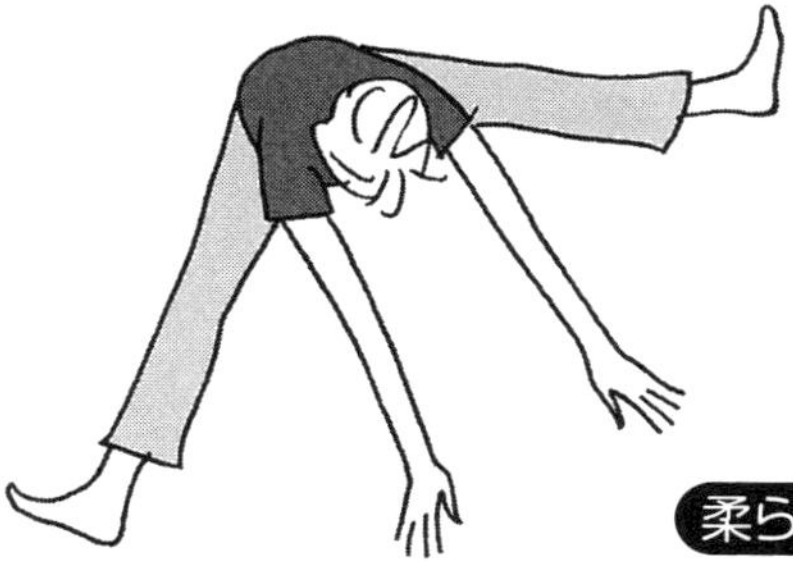

柔らかい人向け

床に座って足を開き、つま先は上に向けます。腰から背中が丸まらないようにして、息を吐きながら上体を前に倒していきます。

腰のストレッチ

硬い人向け

あおむけに寝て、両手は横に伸ばします。両ひざを立てて、息を吐きながら、からだの右側にゆっくりと倒していきましょう。できるところまで倒したら、その状態をキープします。足を浮かさないようにして行ないましょう。反対側も同様に。

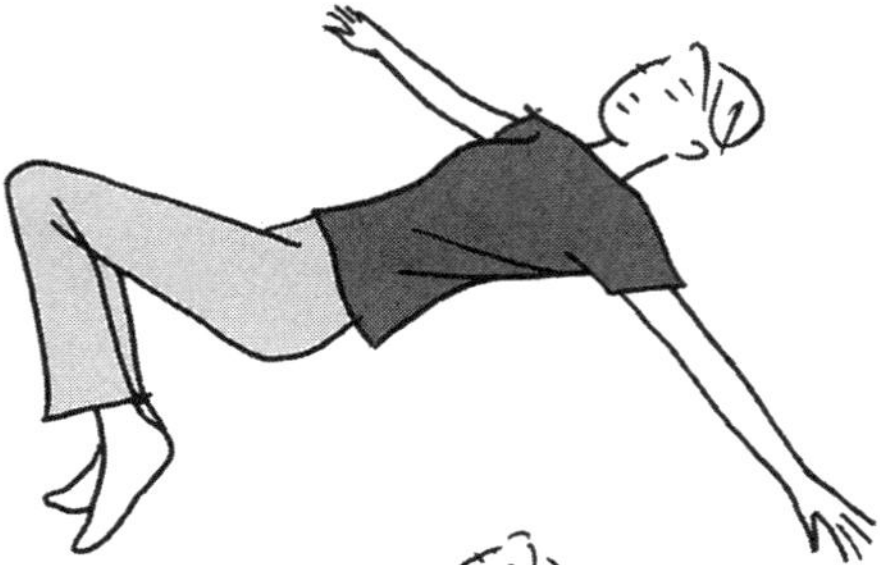

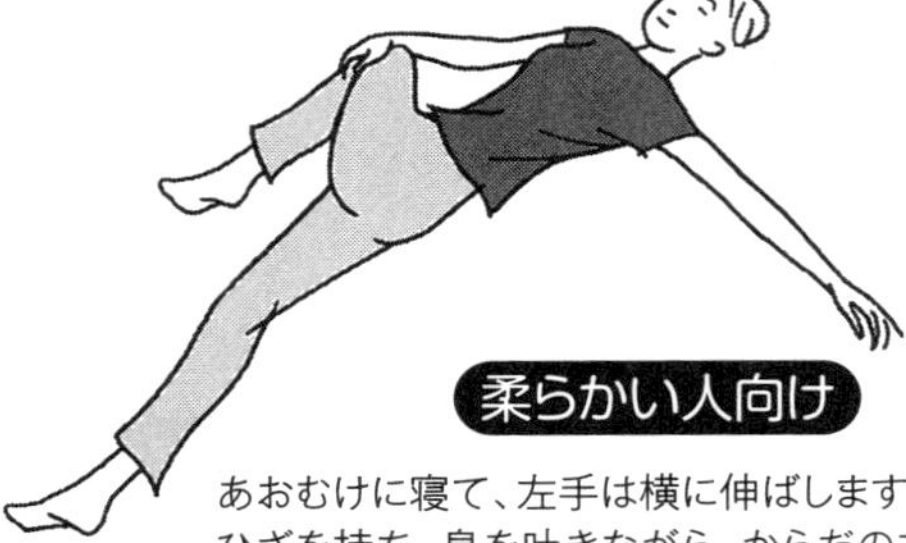

柔らかい人向け

あおむけに寝て、左手は横に伸ばします。右手で左ひざを持ち、息を吐きながら、からだの右側に倒していきましょう。左手はグーッと斜め上に伸ばします。腰が伸びていることを意識しながら行なってください。反対側も同様に。

お腹のストレッチ

硬い人向け

うつぶせに寝てから、両ひじをついて上半身を起こしましょう。足のつけ根が床から離れないように注意してください。

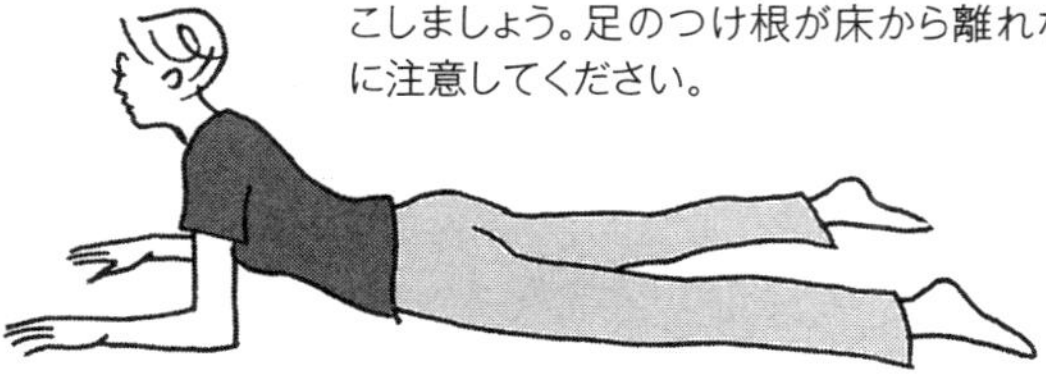

柔らかい人向け

うつぶせに寝てから、両手をついて上半身を起こします。足のつけ根が床から離れないように注意しましょう。お腹が伸びていることを意識しながら行なってください。

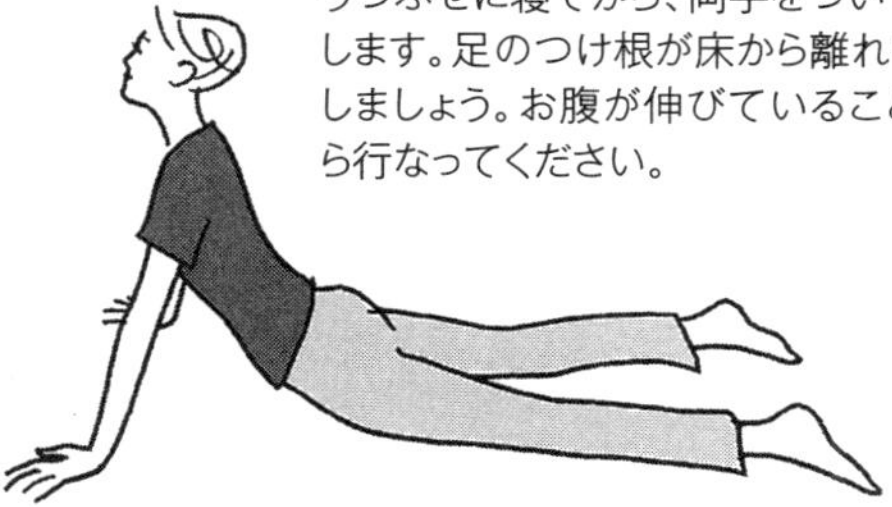

足のつけ根まで浮きあがって、お腹が伸びない人は、腰を痛めるので、ムリをせず硬い人向けを行なって

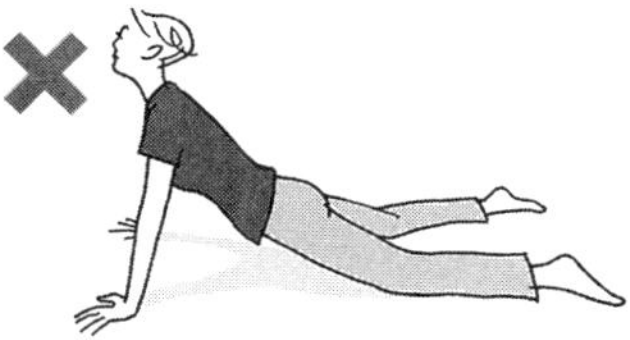

肩とももの裏側のストレッチ

硬い人向け

机かイスの背もたれに両手を置き、ひざを曲げずに上半身を前に倒して、顔を両肩のあいだに沈めるようにさげます。できるだけ肩から背中がまっすぐになるような意識で、伸ばしましょう。きつければ、少しひざをゆるめてもOK。

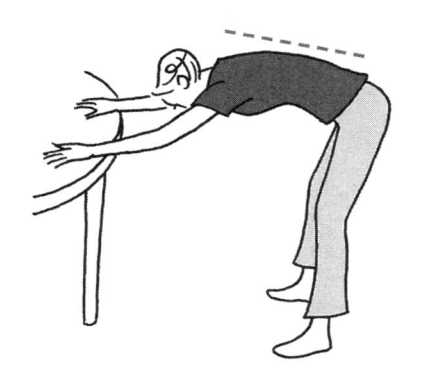

柔らかい人向け

背中が丸まらないよう、腰から直角に曲げましょう。肩とももの裏側が伸びていることを意識しながら行なってください。

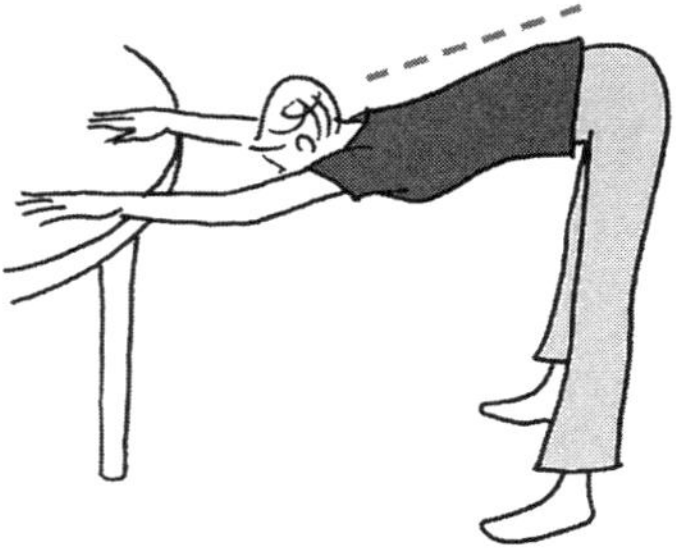

全身のストレッチ

【 横になって行なう場合 】

あおむけに寝て、手は上にあげて組みます。このまま思いっきり背伸びをしましょう。

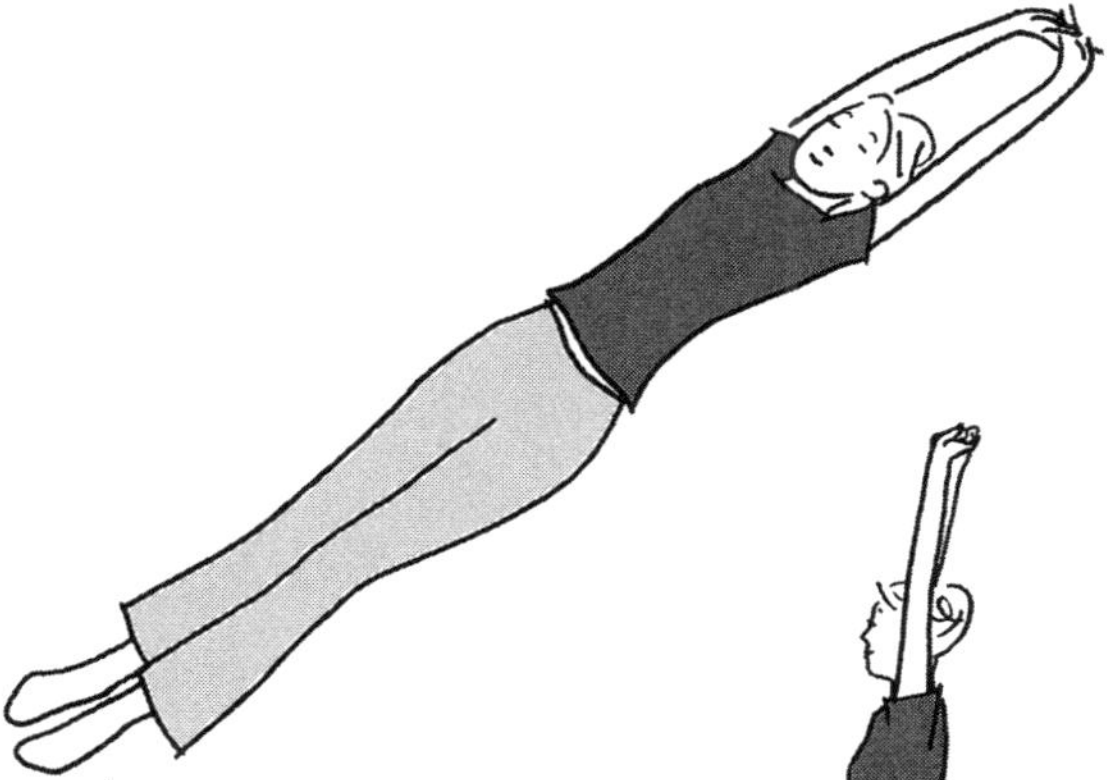

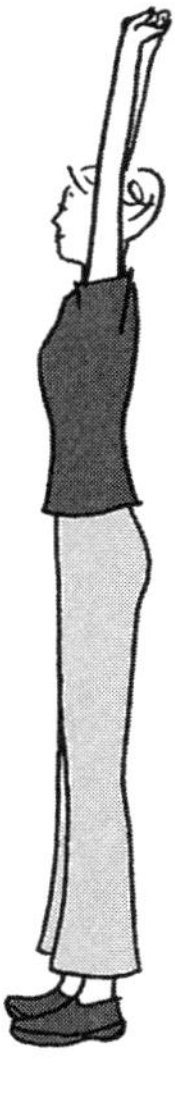

【 立って行なう場合 】

正しい姿勢で立ち、足は肩幅に開きます。両手は組んで頭の上へ。思いっきり背伸びをしましょう。

おわりに

「何か運動しなくちゃ」と思っていても、運動の習慣がなく、何をしたらいいかわからないという方に、ウォーキングはお勧めの運動です。

しかし、これまでたっぷり運動をしてきた方でも、たとえば慢性腰痛を抱えているといったことはよくあります。

運動不足で体力が弱っている人も、スポーツをやりすぎてからだのどこかを痛めている人も、自分のいまのからだを見直し、そのときどきに必要なケアをすることを覚えていただきたい、と思います。

その意味で、本書は「困ったときの薬箱」として、ずっとお手元に置いておいていただきたいのです。

私が「歩き方」に興味を深めたのも、「自分のからだの不調をなんとかしたい」と思ったからでした。

学生時代にずっと体操競技をやっていたために、私自身が極度の「胸張り、腰反らし、あごの引きすぎ」でした。見た目には美しいその姿勢が、私のからだのあちこちを痛めていました。

引退後も身についた姿勢を崩すことはなく、運動指導者になり、そのまま「世に紹介されている歩き方」を実行しているうちに、腰痛が悪化したり、あちこちに不具合が出てきたのです。

「なぜ、正しいウォーキング法を自分にあてはめると、あちこち痛くなるのだろう？」

このシンプルな疑問を解決するために、自分なりの試行錯誤をはじめました。すると、私の指導を受けに来られる方々も同じなのかもしれない……と気づくようになりました。

そこで、腰が痛いという人に歩いてもらうと、私の姿勢にそっくりだったり、私が工夫して痛みが消えたような歩き方や姿勢を指導してみると、その方も同じようによくなっていったのです。

この経験があって、私は本気で歩き方について考えるようになりました。

自分で直せるようになってからは、それ以前よりもずっと不調が減りました。とはいっても、若い頃にムリをして痛めた部分は残っていて、私も私なりに、自分の不調とは今後もつき合っていかなければなりません。

そうです、からだに不調を感じたとき、私自身も本書に書いたことを実行しているのです。

そういう意味では、私もみなさん同様、困ったときにはこの「薬箱」を開いて、その場その場で必要なことを行ないながら、私の人生の最後まで、責任を持ってこの足で歩いていたい――と思っています。

頑張りすぎず、気負わずに。たっぷり息を吸って、吐いて、一歩ずつ本来の元気と自信をとり戻していく……。

本書を読んでそんな歩きを発見し続けていただければ、それに勝る喜びはありません。

黒田恵美子

黒田恵美子（くろだ・えみこ）

1963年生まれ。東海大学体育学部卒。

一般社団法人ケア・ウォーキング普及会代表理事、東海大学医学部客員准教授、公益財団法人日本健康・体力づくり事業財団理事。NPO法人日本健康運動指導士会常務理事。

健康運動指導士、心理相談員、太極拳師範の資格を持ち、生活習慣病予防、ひざ痛・腰痛予防、脳卒中リハなど運動弱者のエクササイズ、女性のブラッシュアップ講座まで多岐に渡る。また「ケア・ウォーキング®」「ひざちゃん体操」を提唱して、痛みの起こらない体の使い方を考案し、健康で美しく歩くことを目的にした歩き方教室や指導者養成にも力を注いでいる。講演・セミナー・教室は年間300回。新聞・雑誌やテレビ・ラジオへの出演も多い。

著書に、『変形性膝関節症の痛みを自分で治す4週間プログラム』（主婦の友社）『ひざちゃん体操』（かんき出版）などがある。

ホームページ http://www.care-walking.org/

本書は、2005年10月にリヨン社より刊行された単行本をもとに、加筆・修正したものです。

二見レインボー文庫

100歳《さい》まで歩《ある》く技術《ぎじゅつ》

著者 黒田恵美子《くろだえみこ》

発行所 株式会社 二見書房
東京都千代田区三崎町2-18-11
電話 03(3515)2311［営業］
03(3515)2313［編集］
振替 00170-4-2639

印刷 株式会社 堀内印刷所
製本 株式会社 村上製本所

ISBN978-4-576-15153-3
http://www.futami.co.jp/